标准经络穴位使用图谱

王 颖 主编

辽宁科学技术出版社

·沈阳·

主　编　王　颖
副主编　于本性　王　列　张　颖　王琪格
编　委　张　冶　张　宏　刘立克　刘美思
　　　　刘　实　林　玉　赵丹丹　李爱华

图书在版编目（CIP）数据

标准经络穴位使用图谱／王颖主编.—沈阳：辽宁科学技术
出版社，2013.6（2019.5重印）
　　ISBN 978-7-5381-7985-9

　　Ⅰ．①标…　Ⅱ．①王…　Ⅲ．①经络—图谱　②穴位—图
谱　Ⅳ．①R224.4-64

　　中国版本图书馆 CIP 数据核字（2013）第 058874 号

出版发行：辽宁科学技术出版社
　　　　　　（地址：沈阳市和平区十一纬路 29 号　邮编：110003）
印　刷　者：辽宁新华印务有限公司
经　销　者：各地新华书店
幅面尺寸：210mm×285mm
印　　张：3.5
字　　数：100 千字
出版时间：2013 年 6 月第 1 版
印刷时间：2019 年 5 月第 6 次印刷
责任编辑：寿亚荷　陈　刚
封面设计：翰鼎文化／达达
版式设计：袁　舒
责任校对：李　霞

书　　号：ISBN 978-7-5381-7985-9
定　　价：20.00 元

联系电话：024-23284370　23280036
邮购热线：024-23284502
E-mail：cyclonechen@126.com
http://www.lnkj.com.cn

目 录

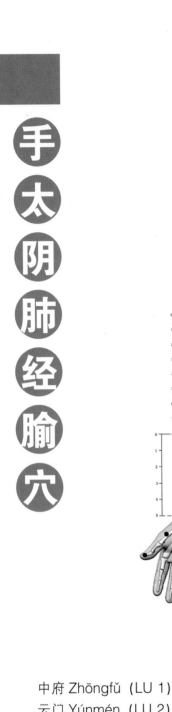

手太阴肺经腧穴

云门
中府
天府
侠白
尺泽
孔最
列缺
经渠
太渊　鱼际
少商

中府 Zhōngfǔ (LU 1)
云门 Yúnmén (LU 2)
天府 Tiānfǔ (LU 3)
侠白 Xiábái (LU 4)
尺泽 Chǐzé (LU 5)
孔最 kǒngzuì (LU 6)
列缺 Lièquē (LU 7)
经渠 Jīngqú (LU 8)
太渊 Tàiyuān (LU 9)
鱼际 Yújì (LU 10)
少商 Shàoshāng (LU 11)

经脉循行原文　肺手太阴之脉，起于中焦，下络大肠，还循胃口，上膈属肺，从肺系横出腋下，下循臑内，行少阴、心主之前，下肘中，循臂内上骨下廉，入寸口，上鱼，循鱼际，出大指之端。其支者，从腕后直出次指内廉，出其端。

名　称	定　位	主　治
中府	在胸外侧方，平第 1 肋间隙，距前正中线 6 寸	咳嗽，气喘，胸痛，肩背痛
云门	在胸外侧方，锁骨下窝凹陷处，距前正中线 6 寸	咳嗽，气喘，胸痛，肩内侧痛
天府	在臂内侧，肱二头肌桡侧缘，腋前纹头下 3 寸	鼻衄，咳嗽，气喘，肩部疼痛
侠白	在臂内侧，肱二头肌桡侧缘，腋前纹头下 4 寸	咳嗽，气喘，上臂内侧痛
尺泽	在肘横纹中，肱二头肌腱桡侧凹陷处	咳嗽，气喘，咳血，咽喉肿痛，肘臂挛痛
孔最	在前臂掌面桡侧，当尺泽与太渊连线上，腕横纹上 7 寸	咳血，咳嗽，气喘，咽喉肿痛，肘臂痛
列缺	在前臂桡侧缘，桡骨茎突上方，腕横纹上 1.5 寸	外感头痛，咳嗽，气喘，咽喉肿痛，面瘫，齿痛，头顶痛
经渠	在前臂掌面桡侧，桡骨茎突与桡动脉之间凹陷处，腕横纹上 1 寸	咳嗽，气喘，胸痛，咽喉肿痛，手腕痛
太渊	在腕掌侧横纹桡侧，桡动脉搏动处	咳嗽，气喘，咽喉肿痛，无脉症，腕臂痛
鱼际	在拇指第 1 掌指关节后凹陷处，当第 1 掌骨中点桡侧，赤白肉际处	咳嗽，哮喘，咳血，咽喉肿痛，发热
少商	在手拇指末节桡侧，距指甲角 0.1 寸	咽喉肿痛，发热，咳嗽，失音，中风昏迷，癫狂，小儿惊风

肺经腧穴主治病候及主治概要

■ 主治病候：咳嗽、气喘、咳血、气短、胸部胀满、咽喉肿痛、缺盆部和手臂内侧前缘痛、掌中热、肩背部疼痛。

■ 主治概要：主治头面、喉、胸、肺病及经脉循行部位的其他病症。

经脉循行原文　大肠手阳明之脉，起于大指次指之端，循指上廉，出合谷两骨之间，上入两筋之中，循臂上廉，入肘外廉，上臑外前廉，上肩，出髃骨之前廉，上出于柱骨之会上，下入缺盆，络肺，下膈，属大肠；其支者，从缺盆上颈，贯颊，入下齿中，还出挟口，交人中，左之右，右之左，上挟鼻孔。

手阳明大肠经腧穴

商阳 Shāngyáng (LI 1)

二间 Èrjiān (LI 2)

三间 Sānjiān (LI 3)

合谷 Hégǔ (LI 4)

阳溪 Yángxī (LI 5)

偏历 Piānlì (LI 6)

温溜 Wēnliū (LI 7)

下廉 Xiàlián　(LI 8)

上廉 Shànglián (LI 9)

手三里 Shǒusānlǐ (LI 10)

曲池 Qǔchí　(LI 11)

肘髎 Zhǒuliáo (LI 12)

手五里 Shǒuwǔlǐ (LI 13)

臂臑 Bìnào (LI 14)

肩髃 Jiānyú　(LI 15)

巨骨 Jùgǔ (LI 16)

天鼎 Tiāndǐng (LI 17)

扶突 Fútū (LI 18)

口禾髎 Kǒuhéliáo (LI 19)

迎香 Yíngxiāng (LI 20)

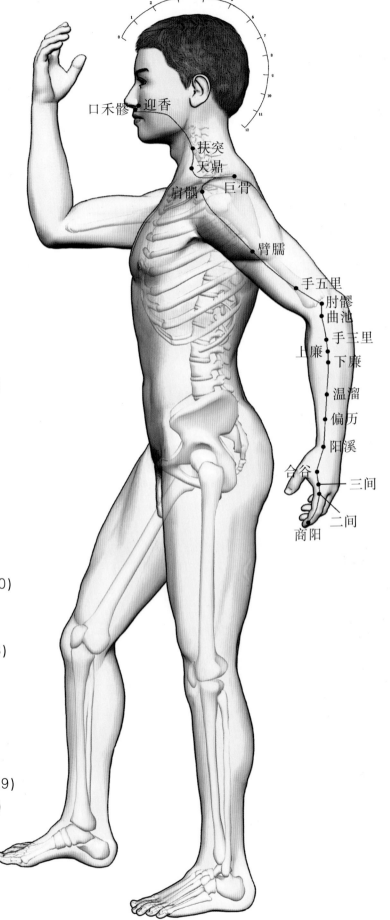

名　称	定　位	主　治
商阳	在手食指末节桡侧，距指甲角0.1寸	咽喉肿痛，齿痛，热病，中风昏迷，手指麻木
二间	微握拳，在食指第2掌指关节前，桡侧凹陷处	咽喉肿痛，齿痛，目痛，鼻衄，热病
三间	微握拳，在食指第2掌指关节后，桡侧凹陷处	目痛，齿痛，咽喉肿痛，身热，手背肿痛
合谷	在手背，第1、2掌骨间，当第2掌骨桡侧的中点	头痛，齿痛，目赤肿痛，咽喉肿痛，耳聋，感冒，热病，疔疮，面瘫，腹痛，便秘，滞产
阳溪	在腕背横纹桡侧，手拇指向上翘起时，当拇长伸肌腱与拇短伸肌腱之间的凹陷中	头痛，目赤肿痛，齿痛，咽喉肿痛，手腕痛
偏历	屈肘，在前臂背面桡侧，当阳溪与曲池连线上，腕横纹上3寸	目赤，耳聋，耳鸣，鼻衄，喉痛，手臂酸痛
温溜	屈肘，在前臂背面桡侧，当阳溪与曲池连线上，腕横纹上5寸	头痛，面肿，咽喉肿痛，肠鸣腹痛，疔疮
下廉	在前臂背面桡侧，当阳溪与曲池连线上，肘横纹下4寸	头痛，眩晕，目痛，腹胀，腹痛，肘臂痛
上廉	在前臂背面桡侧，当阳溪与曲池连线上，肘横纹下3寸	手臂麻木，肩膊酸痛，半身不遂，腹痛，腹泻，肠鸣
手三里	在前臂背面桡侧，当阳溪与曲池连线上，肘横纹下2寸	肩臂麻痛，上肢不遂，腹痛，腹泻，腹胀，齿痛颊肿
曲池	屈肘，在肘横纹外侧纹头与肱骨外上髁连线中点	热病，咽喉肿痛，齿痛，目赤痛，头痛，眩晕，癫狂，上肢不遂，手臂肿痛无力，腹痛，吐泻，痢疾，月经不调
肘髎	在臂外侧，屈肘，曲池上方1寸，当肱骨边缘处	肘臂酸痛、麻木、挛急
手五里	在臂外侧，当曲池与肩髃连线上，曲池上3寸	肘臂挛痛，瘰疬
臂臑	在臂外侧，三角肌止点处，当曲池与肩髃连线上，曲池上7寸	肩臂疼痛，目疾，颈项拘挛
肩髃	在肩部，臂外展或向前平伸时，当肩峰前下方凹陷处	上肢不遂，肩痛不举，瘾疹
巨骨	在肩上部，当锁骨肩峰端与肩胛冈之间凹陷处	肩臂挛痛不遂，瘰疬，瘿气
天鼎	在颈外侧部，胸锁乳突肌后缘，当结喉旁，扶突与缺盆连线中点	咽喉肿痛，暴喑，梅核气，瘿气
扶突	在颈外侧部，结喉旁，当胸锁乳突肌的胸骨头与锁骨头之间	瘿气，咽喉肿痛，咳嗽，气喘
口禾髎	在上唇部，鼻孔外缘直下，平水沟穴	鼻塞，鼻衄，面瘫，口噤
迎香	在鼻翼外缘中点旁，当鼻唇沟中	鼻塞不通，鼻衄，面瘫，面痒，便秘

大肠经腧穴主治病候及主治概要

■ 主治病候：目黄、口干、齿痛、颈肿、耳鸣耳聋、头痛、腹痛腹泻、痢疾、肩臂痛、手指麻木、水肿。

■ 主治概要：主治头面、喉、胸、肩臂病及经脉循行部位的其他病症。

经脉循行原文　胃足阳明之脉，起于鼻，交頞中，旁约太阳之脉，下循鼻外，入上齿中，还出挟口环唇，下交承浆，却循颐后下廉，出大迎，循颊车，上耳前，过客主人，循发际，至额颅；其支者，从大迎前下人迎，循喉咙，入缺盆，下膈，属胃，络脾；其直者，从缺盆下乳内廉，下挟脐，入气街中；其支者，起于胃口，下循腹里，下至气街中而合，以下髀关，抵伏兔，下膝髌中，下循胫外廉，下足跗，入次指外间；其支者，下廉三寸而别，下入中指外间；其支者，别跗上，入大指间，出其端。

足阳明胃经腧穴

承泣 Chéngqì (ST 1)
四白 Sìbái (ST 2)
巨髎 Jùliáo (ST 3)
地仓 Dìcāng (ST 4)
大迎 Dàyíng (ST 5)
颊车 Jiáchē (ST 6)
下关 Xiàguān (ST 7)
头维 Tóuwéi (ST 8)
人迎 Rényíng (ST 9)
水突 Shuǐtū (ST 10)
气舍 Qìshě (ST 11)
缺盆 Quēpén (ST 12)
气户 Qìhù (ST 13)
库房 Kùfáng (ST 14)
屋翳 Wūyì (ST 15)
膺窗 Yīngchuāng (ST 16)
乳中 Rǔzhōng (ST 17)
乳根 Rǔgēn (ST 18)
不容 Bùróng (ST 19)
承满 Chéngmǎn (ST 20)
梁门 Liángmén (ST 21)
关门 Guānmén (ST 22)
太乙 Tàiyǐ (ST 23)
滑肉门 Huáròumén (ST 24)
天枢 Tiānshū (ST 25)

外陵 Wàilíng (ST 26)
大巨 Dàjù (ST 27)
水道 Shuǐdào (ST 28)
归来 Guīlái (ST 29)
气冲 Qìchōng (ST 30)
髀关 Bìguān (ST 31)
伏兔 Fútù (ST 32)
阴市 Yīnshì (ST 33)
梁丘 Liángqiū (ST 34)
犊鼻 Dúbí (ST 35)
足三里 Zúsānlǐ (ST 36)
上巨虚 Shàngjùxū (ST 37)
条口 Tiáokǒu (ST 38)
下巨虚 Xiàjùxū (ST 39)
丰隆 Fēnglóng (ST 40)
解溪 Jiěxī (ST 41)
冲阳 Chōngyáng (ST 42)
陷谷 Xiàngǔ (ST 43)
内庭 Nèitíng (ST 44)
厉兑 Lìduì (ST 45)

名　称	定　位	主　治
承泣	在面部，瞳孔直下，眼球与眶下缘之间	目赤肿痛，流泪，夜盲，近视，面瘫
四白	在面部，瞳孔直下，当眶下孔凹陷处	目赤肿痛，目翳，眼睑瞤动，迎风流泪，近视，面痛，面瘫，头痛，眩晕
巨髎	在面部，瞳孔直下，平鼻翼下缘处，当鼻唇沟外侧	面瘫，面痛，鼻衄，唇颊肿，眼睑瞤动
地仓	在面部，口角外侧，上直对瞳孔	面瘫，流涎，齿痛，眼睑瞤动
大迎	在下颌角前方，咬肌附着部前缘，当面动脉搏动处	颊肿，齿痛，面瘫，口噤
颊车	在面颊部，下颌角前上方约一横指，当咀嚼时咬肌隆起，按之凹陷处	面瘫，颊肿，面痛，面肿，齿痛，口噤不语
下关	在面部耳前方，当颧弓与下颌切迹所形成的凹陷中	耳聋，耳鸣，聤耳，齿痛，面瘫
头维	在头侧部，当额角发际上 0.5 寸，头正中线旁开 4.5 寸	头痛，眩晕，目痛，迎风流泪，眼睑瞤动
人迎	在颈部，喉结旁，当胸锁乳突肌的前缘，颈总动脉搏动处	咽喉肿痛，胸满喘息，瘰疬，瘿气，头痛，眩晕
水突	在颈部，胸锁乳突肌的前缘，当人迎与气舍连线的中点	咳嗽，哮喘，呃逆，咽喉肿痛，瘿瘤，瘰疬
气舍	在颈部，当锁骨内侧端的上缘，胸锁乳突肌的胸骨头与锁骨头之间	咳嗽，哮喘，呃逆，咽喉肿痛，瘿瘤，瘰疬，颈项强痛
缺盆	在锁骨上窝中央，距前正中线 4 寸	咳嗽，哮喘，缺盆中痛，咽喉肿痛，瘰疬，颈肿
气户	在胸部，当锁骨中点下缘，距前正中线 4 寸	咳嗽，哮喘，呃逆，胸胁胀满
库房	在胸部，当第 1 肋间隙，距前正中线 4 寸	咳嗽，哮喘，胸胁胀痛
屋翳	在胸部，当第 2 肋间隙，距前正中线 4 寸	咳嗽，哮喘，胸胁胀痛，乳痈
膺窗	在胸部，当第 3 肋间隙，距前正中线 4 寸	咳嗽，哮喘，胸胁胀痛，乳痈

名　称	定　位	主　治
乳中	在胸部，当第4肋间隙，乳头中央，距前正中线4寸	只作定位标志，不针不灸
乳根	在胸部，当乳头直下，乳房根部，当第5肋间隙，距前正中线4寸	乳痛，乳癖，乳汁少，咳嗽，哮喘，胸闷，胸痛
不容	在上腹部，当脐中上6寸，距前正中线2寸	呕吐，胃痛，腹胀，食欲不振
承满	在上腹部，当脐中上5寸，距前正中线2寸	胃痛，腹胀，肠鸣，食欲不振，吐血
梁门	在上腹部，当脐中上4寸，距前正中线2寸	胃痛，呕吐，食欲不振，腹胀，泄泻
关门	在上腹部，当脐中上3寸，距前正中线2寸	腹痛，腹胀，肠鸣，泄泻，水肿
太乙	在上腹部，当脐中上3寸，距前正中线2寸	胃痛，癫狂，心烦
滑肉门	在上腹部，当脐中上1寸，距前正中线2寸	胃痛，呕吐，腹胀，腹泻
天枢	在腹中部，脐中旁开2寸	腹胀肠鸣，绕脐腹痛，便秘，泄泻，痢疾，月经不调，痛经
外陵	在下腹部，当脐中下1寸，距前正中线2寸	腹痛，痛经，疝气
大巨	在下腹部，当脐中下2寸，距前正中线2寸	小腹胀满，小便不利，疝气，遗精，早泄
水道	在下腹部，当脐中下3寸，距前正中线2寸	水肿，小便不利，小腹胀满，痛经，不孕，疝气
归来	在下腹部，当脐中下4寸，距前正中线2寸	腹痛，疝气，小便不利，闭经，月经不调
气冲	在腹股沟稍上方，当脐中下5寸，距前正中线2寸	腹痛，月经不调，阳痿，疝气
髀关	在大腿前面，当髂前上棘与髌底外侧端的连线上，屈股时，平会阴，居缝匠肌外侧凹陷处	下肢痿痹，腰膝冷痛，腹痛
伏兔	在大腿前面，当髂前上棘与髌底外侧端的连线上，髌底上6寸	腰膝冷痛，下肢痿痹，疝气
阴市	在大腿前面，当髂前上棘与髌底外侧端的连线上，髌底上3寸	腹胀，腹痛，腿膝痿痹，屈伸不利

名　称	定　位	主　治
梁丘	屈膝，在大腿前面，当髂前上棘与髌底外侧端连线上，髌底上2寸	急性胃痛，乳痈，膝关节肿痛，下肢不遂
犊鼻	屈膝，在膝部，髌韧带外侧凹陷中	膝关节疼痛，屈伸不利
足三里	在小腿前外侧，当犊鼻下3寸，距胫骨前缘一横指	胃痛，呕吐，腹胀，消化不良，泄泻，便秘，疳积，乳痈，心悸气短，头晕，失眠，膝痛，虚劳诸损
上巨虚	在小腿前外侧，当犊鼻下6寸，距胫骨前缘一横指	腹痛，腹胀，肠痈，泄泻，痢疾，便秘，下肢痿痹
条口	在小腿前外侧，当犊鼻下8寸，距胫骨前缘一横指	脘腹疼痛，下肢痿痹，跗肿，转筋，肩臂痛
下巨虚	在小腿前外侧，当犊鼻下9寸，距胫骨前缘一横指	小腹痛，消化不良，泄泻，痢疾，乳痈，下肢痿痹
丰隆	在小腿前外侧，当外踝尖上8寸，条口外，距胫骨前缘两横指	痰多，哮喘，咳嗽，咽喉肿痛，头痛，眩晕，下肢痿痹
解溪	在足背与小腿交界处的横纹中央凹陷处，当𧿹长伸肌腱与趾长伸肌腱之间	头痛，眩晕，癫狂，腹胀，便秘，足踝肿痛
冲阳	在足背最高处，当𧿹长伸肌腱与趾长伸肌腱之间，足背动脉搏动处	胃痛，腹胀，面瘫，面肿，足背肿痛，足痿无力
陷谷	在足背，当第2、3跖骨结合部前方凹陷处	目赤肿痛，面浮水肿，足背肿痛，足痿无力
内庭	在足背，当第2、3趾间，趾蹼缘后方赤白肉际处	齿痛，咽喉肿痛，面瘫，胃痛吐酸，腹胀，泄泻，痢疾，便秘，足背肿痛
厉兑	在足第2趾末节外侧，距趾甲角0.1寸	面瘫，咽喉肿痛，面痛，鼻衄，癫狂，足背肿痛

胃经腧穴主治病候及主治概要

■ 主治病候：肠鸣腹胀、水肿、胃痛、呕吐或消谷善饥、口渴、咽喉肿痛、鼻出血、胸及膝髌等本经循行部位疼痛、热病、发狂。

■ 主治概要：主治胃肠病和头面、目、鼻、口齿病和神志病以及经脉循行部位的其他病症。

足太阴脾经腧穴

经脉循行原文

脾足太阴之脉，起于大指之端，循指内侧白肉际，过核骨后，上内踝前廉，上腨内，循胫骨后，交出厥阴之前，上膝股内前廉，入腹，属脾络胃，上膈，挟咽，连舌本，散舌下；其支者，复从胃，别上膈，注心中。

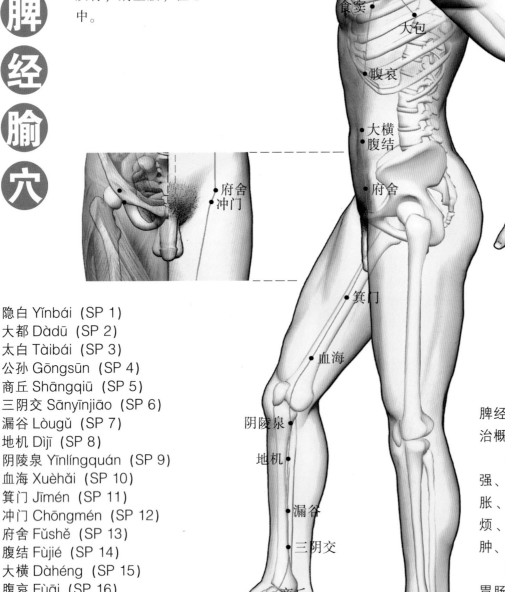

隐白 Yǐnbái (SP 1)
大都 Dàdū (SP 2)
太白 Tàibái (SP 3)
公孙 Gōngsūn (SP 4)
商丘 Shāngqiū (SP 5)
三阴交 Sānyīnjiāo (SP 6)
漏谷 Lòugǔ (SP 7)
地机 Dìjī (SP 8)
阴陵泉 Yīnlíngquán (SP 9)
血海 Xuèhǎi (SP 10)
箕门 Jīmén (SP 11)
冲门 Chōngmén (SP 12)
府舍 Fǔshě (SP 13)
腹结 Fùjié (SP 14)
大横 Dàhéng (SP 15)
腹哀 Fùāi (SP 16)
食窦 Shídòu (SP 17)
天溪 Tiānxī (SP 18)
胸乡 Xiōngxiāng (SP 19)
周荣 Zhōuróng (SP 20)
大包 Dàbāo (SP 21)

脾经腧穴主治病候及主治概要

■ 主治病候：舌本强、呕吐、胃脘痛、腹胀、身重、厌食、心烦、心痛、泄泻、水肿、足大趾不用。

■ 主治概要：主治胃肠病、皮肤病、热病及经脉循行部位的其他病症。

名 称	定 位	主 治
隐白	在足大趾末节内侧，距趾甲角 0.1 寸	便血，尿血，崩漏，腹胀，多梦，昏厥，惊风
大都	在足内侧缘，当足大趾本节前下方赤白肉际凹陷处	胃痛，腹胀，泄泻，便秘，热病无汗，心烦，心痛
太白	在足内侧缘，当足大趾本节后下方赤白肉际凹陷处	胃痛，腹胀，腹痛，泄泻，便秘，痔疾，身体酸痛
公孙	在足内侧缘，当第 1 跖骨基底部前下方赤白肉际凹陷处	胃痛，呕吐，腹胀，腹痛，肠鸣，泄泻，痢疾，心痛，胸闷，心烦，失眠，痛经
商丘	在足内踝前下方凹陷处，当舟骨结节与内踝尖连线的中点处	腹胀，泄泻，便秘，痔疾，足踝肿痛，舌本强痛，小儿癫痫
三阴交	在小腿内侧，当足内踝尖上 3 寸，胫骨内侧缘后方	月经不调，崩漏，带下，阴挺，闭经，腹胀，泄泻，便秘，不孕，遗精，阳痿，疝气，小便不利，遗尿，失眠，眩晕
漏谷	在小腿内侧，当内踝尖与阴陵泉连线上，距内踝尖 6 寸，胫骨内侧缘后方	腹胀，肠鸣，小便不利，遗精，下肢痿痹
地机	在小腿内侧，当内踝尖与阴陵泉连线上，阴陵泉下 3 寸	腹胀，腹痛，泄泻，水肿，小便不利，月经不调，痛经，遗精，腰痛
阴陵泉	在小腿内侧，当胫骨内侧髁后下方凹陷处	腹胀，水肿，泄泻，小便不利或失禁，遗精，带下
血海	屈膝，在大腿内侧，髌底内侧端上 2 寸，当股四头肌内侧头隆起处	月经不调，痛经，经闭，崩漏，湿疹，瘾疹，丹毒
箕门	在大腿内侧，当血海与冲门连线上，血海上 6 寸	小便不通，遗尿，腹股沟肿痛
冲门	在腹股沟外侧，距耻骨联合上缘中点 3.5 寸，当髂外动脉搏动处的外侧	腹痛，崩漏，带下，疝气
府舍	在下腹部，当脐中下 4 寸，冲门外上方 0.7 寸，距前正中线 4 寸	腹痛，积聚，疝气
腹结	在下腹部，大横下 1.3 寸，距前正中线 4 寸	腹痛，便秘，泄泻，疝气
大横	仰卧，在腹中部，距脐中 4 寸	腹痛，泄泻，便秘
腹哀	在上腹部，当脐中上 3 寸，距前正中线 4 寸	腹痛，便秘，泄泻，消化不良
食窦	在胸外侧部，当第 5 肋间隙，距前正中线 6 寸	腹胀，反胃，嗳气，食入即吐，胸胁胀痛
天溪	在胸外侧部，当第 4 肋间隙，距前正中线 6 寸	胸胁疼痛，咳嗽，乳痛，乳汁少
胸乡	在胸外侧部，当第 3 肋间隙，距前正中线 6 寸	胸胁胀痛
周荣	在胸外侧部，当第 2 肋间隙，距前正中线 6 寸	咳喘，不思饮食，胸胁胀痛
大包	在侧胸部，腋中线上，当第 6 肋间隙处	咳喘，胸胁胀痛，全身疼痛，四肢无力

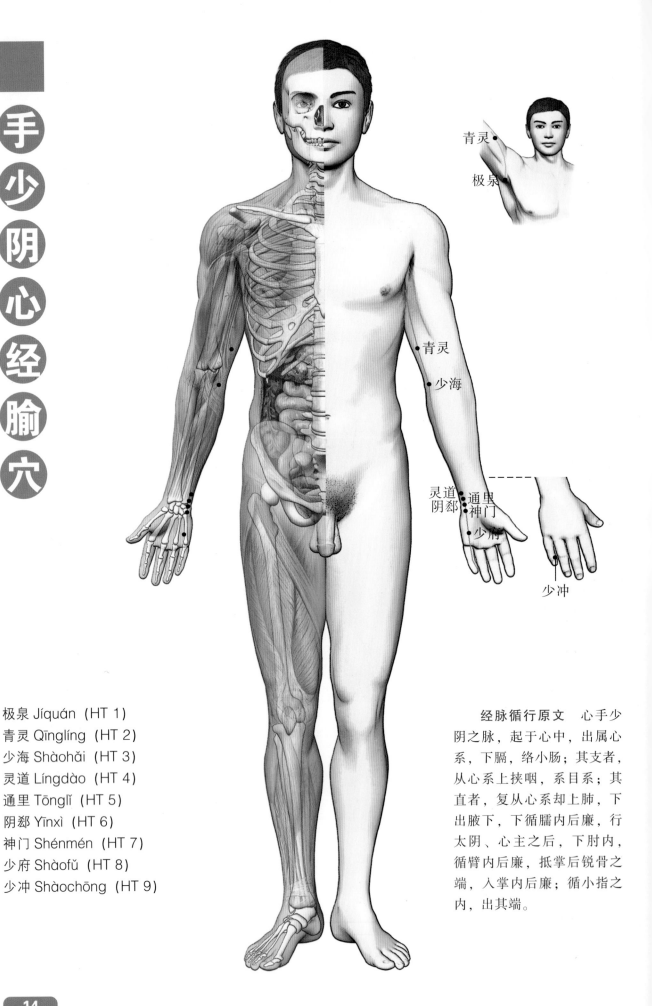

青灵

极泉

青灵

少海

灵道　通里
阴郄　神门
　　少府

少冲

极泉 Jíquán (HT 1)

青灵 Qīnglíng (HT 2)

少海 Shàohǎi (HT 3)

灵道 Língdào (HT 4)

通里 Tōnglǐ (HT 5)

阴郄 Yīnxì (HT 6)

神门 Shénmén (HT 7)

少府 Shàofǔ (HT 8)

少冲 Shàochōng (HT 9)

经脉循行原文　心手少阴之脉，起于心中，出属心系，下膈，络小肠；其支者，从心系上挟咽，系目系；其直者，复从心系却上肺，下出腋下，下循臑内后廉，行太阴、心主之后，下肘内，循臂内后廉，抵掌后锐骨之端，入掌内后廉；循小指之内，出其端。

名　称	定　位	主　治
极泉	上臂外展，在腋窝顶点，腋动脉搏动处	心痛，心悸，胸闷气短，胁肋疼痛，肩臂疼痛
青灵	在臂内侧，当极泉与少海的连线上，肘横纹上 3 寸，肱二头肌的尺侧缘	头痛，胁痛，肩臂疼痛
少海	屈肘举臂，在肘横纹内侧端与肱骨内上髁连线的中点处	腋胁痛，肘臂挛痛麻木，手颤，心痛
灵道	在前臂掌侧，当尺侧腕屈肌腱的桡侧缘，腕横纹上 1.5 寸	心痛，心悸，暴喑，舌强不语，手指麻木
通里	在前臂掌侧，当尺侧腕屈肌腱的桡侧缘，腕横纹上 1 寸	心悸，怔忡，暴喑，舌强不语，腕臂痛
阴郄	在前臂掌侧，当尺侧腕屈肌腱的桡侧缘，腕横纹上 0.5 寸	心痛，惊悸，骨蒸盗汗
神门	在腕部，腕掌侧横纹尺侧端，尺侧腕屈肌腱的桡侧凹陷处	心痛，心烦，惊悸，失眠，健忘，痴呆，掌中热，头痛，眩晕
少府	在手掌面，第 4、5 掌骨之间，握拳时，当小指尖处	心悸，胸痛，小便不利，遗尿，小指挛痛
少冲	在手小指末节桡侧，距指甲角 0.1 寸	中风昏迷，心悸，心痛，癫狂，胸胁痛，臂内尺侧痛

心经腧穴主治病候及主治概要
　　■ 主治病候：心痛、嗌干、口渴、目黄、胁痛、臂内后廉痛厥、掌中热。
　　■ 主治概要：主治心、胸、神志及经脉循行部位的其他病症。

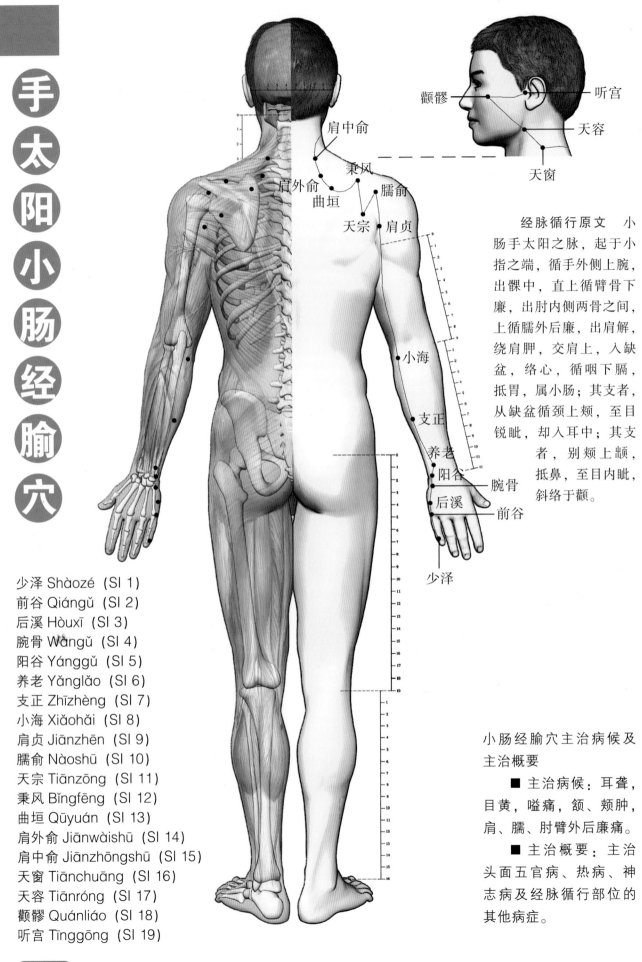

手太阳小肠经腧穴

颧髎 **听宫**
天容
天窗

肩中俞
秉风
肩外俞
臑俞
曲垣
天宗 **肩贞**

小海

支正

养老
阳谷
后溪 **腕骨**
前谷

少泽

经脉循行原文　小肠手太阳之脉，起于小指之端，循手外侧上腕，出髁中，直上循臂骨下廉，出肘内侧两骨之间，上循臑外后廉，出肩解，绕肩胛，交肩上，入缺盆，络心，循咽下膈，抵胃，属小肠；其支者，从缺盆循颈上颊，至目锐眦，却入耳中；其支者，别颊上䪼，抵鼻，至目内眦，斜络于颧。

少泽 Shàozé (SI 1)
前谷 Qiángǔ (SI 2)
后溪 Hòuxī (SI 3)
腕骨 Wàngǔ (SI 4)
阳谷 Yánggǔ (SI 5)
养老 Yǎnglǎo (SI 6)
支正 Zhīzhèng (SI 7)
小海 Xiǎohǎi (SI 8)
肩贞 Jiānzhēn (SI 9)
臑俞 Nàoshū (SI 10)
天宗 Tiānzōng (SI 11)
秉风 Bǐngfēng (SI 12)
曲垣 Qūyuán (SI 13)
肩外俞 Jiānwàishū (SI 14)
肩中俞 Jiānzhōngshū (SI 15)
天窗 Tiānchuāng (SI 16)
天容 Tiānróng (SI 17)
颧髎 Quánliáo (SI 18)
听宫 Tīnggōng (SI 19)

小肠经腧穴主治病候及主治概要

■ 主治病候：耳聋，目黄，嗌痛，颔、颊肿，肩、臑、肘臂外后廉痛。

■ 主治概要：主治头面五官病、热病、神志病及经脉循行部位的其他病症。

名　称	定　位	主　治
少泽	在手小指末节尺侧，距指甲角0.1寸	咽喉肿痛，耳聋，耳鸣，乳痛，乳汁少，昏迷，热病
前谷	在手尺侧，微握拳，当小指本节前的掌指横纹头赤白肉际处	头痛，目痛，耳鸣，咽喉肿痛，热病，乳少，癫狂，疟疾
后溪	在手掌尺侧，微握拳，当小指本节后的远侧掌横纹头赤白肉际处	头项强痛，腰扭伤，目赤，耳聋，咽喉肿痛，癫狂，盗汗，疟疾，手指及肘臂挛急
腕骨	在手掌尺侧，当第5掌骨基底与钩骨之间的凹陷赤白肉际处	头痛项强，耳聋，耳鸣，目翳，黄疸，消渴，热病，疟疾，指挛腕痛
阳谷	在手腕尺侧，当尺骨茎突与三角骨之间凹陷处	头痛，目眩，耳鸣，耳聋，腕臂痛
养老	在前臂背面尺侧，当尺骨小头近端桡侧凹陷中	目视不明，头痛，面痛，肩背酸痛，急性腰痛，项强
支正	在前臂背面尺侧，当阳谷与小海连线上，腕背横纹上5寸	项强，肘臂酸痛，头痛，目眩，癫狂
小海	微屈肘，在肘内侧，当尺骨鹰嘴与肱骨内上髁之间凹陷处	肘臂疼痛，耳聋，耳鸣
肩贞	在肩关节后下方，臂内收时，腋后纹头上1寸	肩背疼痛，手臂麻痛，上肢不举，瘰疬，耳鸣
臑俞	在肩部，当腋后纹头直上，肩胛冈下缘凹陷中	肩臂疼痛，瘰疬
天宗	在肩胛部，当冈下窝中央凹陷处，与第4胸椎相平	肩胛疼痛，肘臂外后侧痛，乳痛，气喘，
秉风	在肩胛部，冈上窝中央，天宗直上，举臂有凹陷处	肩胛部疼痛，手臂酸痛
曲垣	在肩胛部，冈上窝内侧端，当臑俞与第2胸椎棘突连线的中点处	肩胛背项疼痛、拘挛
肩外俞	在背部，当第1胸椎棘突下，旁开3寸	肩背疼痛，颈项强急
肩中俞	在背部，当第7颈椎棘突下，旁开2寸	咳嗽，哮喘，肩背疼痛，目视不明
天窗	在颈外侧部，胸锁乳突肌的后缘，扶突后，与喉结相平	耳鸣，耳聋，咽喉肿痛，暴喑，颈项强痛
天容	在颈外侧部，当下颌角的后方，胸锁乳突肌的前缘	耳鸣，耳聋，咽喉肿痛，颈项肿痛
颧髎	在面部，当目外眦直下，颧骨下缘凹陷处	口眼㖞斜，眼睑瞤动，齿痛，面痛，颊肿
听宫	在面部，耳屏前，下颌骨髁状突的后方，张口时呈凹陷处	耳聋，耳鸣，聤耳，齿痛，癫狂病

足太阳之脉，起于目内眦，上额，交巅；其支者，从巅至耳上角；其直者，从巅入络脑，还出别下项，循肩膊内，挟脊抵腰中，入循膂，络肾属膀胱；其支者，从腰中下挟脊，贯臀，入腘中；其支者，从膊内左右别下贯胛，挟脊内，过髀枢，循髀外后廉，下合腘中，以下贯踹内，出外踝之后，循京骨，至小指外侧。

足太阳膀胱经腧穴

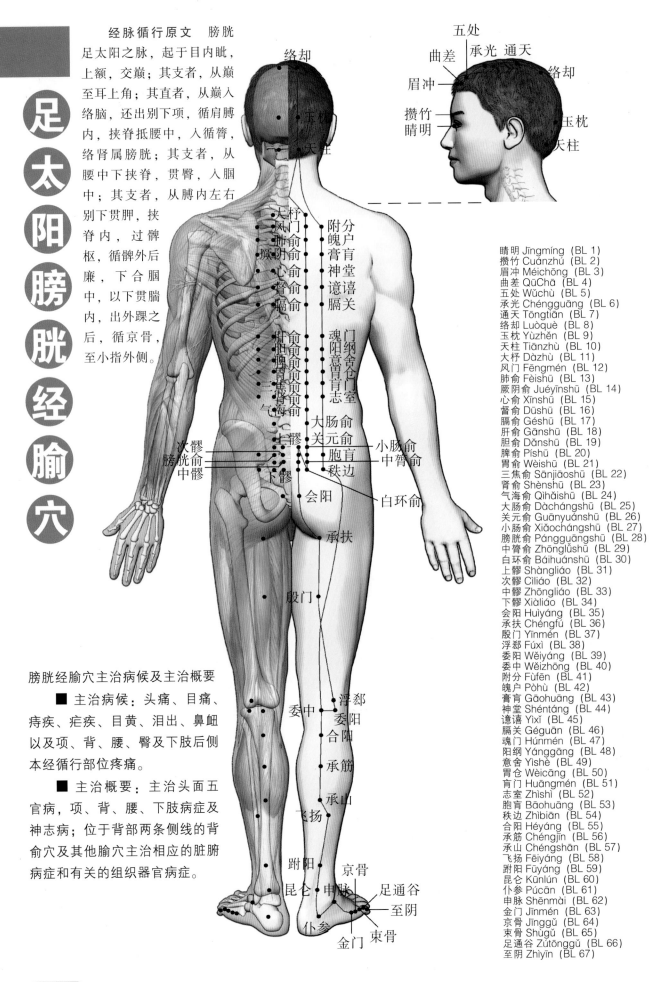

膀胱经腧穴主治病候及主治概要

■ **主治病候**：头痛、目痛、痔疾、疟疾、目黄、泪出、鼻衄以及项、背、腰、臀及下肢后侧本经循行部位疼痛。

■ **主治概要**：主治头面五官病，项、背、腰、下肢病症及神志病；位于背部两条侧线的背俞穴及其他腧穴主治相应的脏腑病症和有关的组织器官病症。

睛明 Jīngmíng (BL 1)
攒竹 Cuánzhú (BL 2)
眉冲 Méichōng (BL 3)
曲差 Qūchā (BL 4)
五处 Wǔchù (BL 5)
承光 Chéngguāng (BL 6)
通天 Tōngtiān (BL 7)
络却 Luòquè (BL 8)
玉枕 Yùzhěn (BL 9)
天柱 Tiānzhù (BL 10)
大杼 Dàzhù (BL 11)
风门 Fēngmén (BL 12)
肺俞 Fèishū (BL 13)
厥阴俞 Juéyīnshū (BL 14)
心俞 Xīnshū (BL 15)
督俞 Dūshū (BL 16)
膈俞 Géshū (BL 17)
肝俞 Gānshū (BL 18)
胆俞 Dǎnshū (BL 19)
脾俞 Píshū (BL 20)
胃俞 Wèishū (BL 21)
三焦俞 Sānjiāoshū (BL 22)
肾俞 Shènshū (BL 23)
气海俞 Qìhǎishū (BL 24)
大肠俞 Dàchángshū (BL 25)
关元俞 Guānyuánshū (BL 26)
小肠俞 Xiǎochángshū (BL 27)
膀胱俞 Pángguāngshū (BL 28)
中膂俞 Zhōnglǚshū (BL 29)
白环俞 Báihuánshū (BL 30)
上髎 Shàngliáo (BL 31)
次髎 Cìliáo (BL 32)
中髎 Zhōngliáo (BL 33)
下髎 Xiàliáo (BL 34)
会阳 Huìyáng (BL 35)
承扶 Chéngfú (BL 36)
殷门 Yīnmén (BL 37)
浮郄 Fúxì (BL 38)
委阳 Wěiyáng (BL 39)
委中 Wěizhōng (BL 40)
附分 Fùfēn (BL 41)
魄户 Pòhù (BL 42)
膏肓 Gāohuāng (BL 43)
神堂 Shéntáng (BL 44)
譩譆 Yìxǐ (BL 45)
膈关 Géguān (BL 46)
魂门 Húnmén (BL 47)
阳纲 Yánggāng (BL 48)
意舍 Yìshè (BL 49)
胃仓 Wèicāng (BL 50)
肓门 Huāngmén (BL 51)
志室 Zhìshì (BL 52)
胞肓 Bāohuāng (BL 53)
秩边 Zhìbiān (BL 54)
合阳 Héyáng (BL 55)
承筋 Chéngjīn (BL 56)
承山 Chéngshān (BL 57)
飞扬 Fēiyáng (BL 58)
跗阳 Fūyáng (BL 59)
昆仑 Kūnlún (BL 60)
仆参 Púcān (BL 61)
申脉 Shēnmài (BL 62)
金门 Jīnmén (BL 63)
京骨 Jīnggǔ (BL 64)
束骨 Shùgǔ (BL 65)
足通谷 Zútōnggǔ (BL 66)
至阴 Zhìyīn (BL 67)

名 称	定 位	主 治
睛明	在面部，目内眦角稍上方凹陷处	近视，目视不明，目赤肿痛，迎风流泪，夜盲，色盲，目翳，急性腰痛
攒竹	在面部，当眉头凹陷中，约在目内眦直上	头痛，眉棱骨痛，目视不明，目赤肿痛，眼睑下垂，迎风流泪，面瘫，面痛，腰痛
眉冲	在头部，当攒竹直上入发际 0.5 寸，神庭与曲差连线之间	头痛，眩晕，鼻塞，癫痫
曲差	在头部，当前发际正中直上 0.5 寸，旁开 1.5 寸，即神庭与头维连线的内 1/3 与外 2/3 交点上	头痛，目视不明，鼻塞，鼻衄
五处	在头部，当前发际正中直上 1 寸，旁开 1.5 寸	头痛，目眩，目视不明，癫痫
承光	在头部，当前发际正中直上 2.5 寸，旁开 1.5 寸	头痛，眩晕，癫痫，目眩，目视不明，鼻塞
通天	在头部，当前发际正中直上 4 寸，旁开 1.5 寸	鼻塞，鼻渊，鼻衄，头痛，眩晕
络却	在头部，当前发际正中直上 5.5 寸，旁开 1.5 寸	头晕，癫狂痫，耳鸣，鼻塞，目视不明
玉枕	在后头部，当后发际正中直上 2.5 寸，旁开 1.3 寸，平枕外隆凸上缘凹陷处	头项痛，目痛，目视不明，鼻塞
天柱	在颈部，当后发际正中直上 0.5 寸，旁开 1.3 寸，斜方肌外缘之后发际凹陷中	头痛，眩晕，癫狂痫，项强，肩背痛，目赤肿痛，目视不明，鼻塞
大杼	在背部，当第 1 胸椎棘突下，旁开 1.5 寸	咳嗽，发热，头痛，项强，肩背痛
风门	在背部，当第 2 胸椎棘突下，旁开 1.5 寸	伤风，咳嗽，发热，头痛，项强，胸脊痛
肺俞	在背部，当第 3 胸椎棘突下，旁开 1.5 寸	咳嗽，气喘，咳血，鼻塞，骨蒸潮热，盗汗，皮肤瘙痒，瘾疹
厥阴俞	在背部，当第 4 胸椎棘突下，旁开 1.5 寸	心痛，心悸，咳嗽，胸闷，呕吐
心俞	在背部，当第 5 胸椎棘突下，旁开 1.5 寸	心痛，心悸，心烦，失眠，健忘，梦遗，癫狂痫，咳嗽，吐血，盗汗
督俞	在背部，当第 6 胸椎棘突下，旁开 1.5 寸	心痛，胸闷，气喘，胃痛，呃逆，腹痛，腹胀，肠鸣
膈俞	在背部，当第 7 胸椎棘突下，旁开 1.5 寸	胃脘痛，呕吐，呃逆，饮食不下，便血，咳嗽，气喘，吐血，潮热，盗汗，瘾疹
肝俞	在背部，当第 9 胸椎棘突下，旁开 1.5 寸	黄疸，胁痛，脊背痛，目赤，目视不明，夜盲，吐血，衄血，眩晕，癫狂痫
胆俞	在背部，当第 10 胸椎棘突下，旁开 1.5 寸	黄疸，口苦，胁痛，呕吐，食不化，肺痨，潮热
脾俞	在背部，当第 11 胸椎棘突下，旁开 1.5 寸	腹胀，呕吐，泄泻，痢疾，便血，纳呆，食不化，水肿，黄疸，背痛

名　称	定　位	主　治
胃俞	在背部，当第12胸椎棘突下，旁开1.5寸	胃脘痛，呕吐，腹胀，肠鸣，胸胁痛
三焦俞	在腰部，当第1腰椎棘突下，旁开1.5寸	水肿，小便不利，腹胀，肠鸣，泄泻，痢疾，腰背强痛
肾俞	在腰部，当第2腰椎棘突下，旁开1.5寸	遗精，阳痿，月经不调，带下，遗尿，小便不利，水肿，耳鸣，耳聋，腰痛，气喘
气海俞	在腰部，当第3腰椎棘突下，旁开1.5寸	腰痛，痛经，腹胀，肠鸣，痔疾
大肠俞	在腰部，当第4腰椎棘突下，旁开1.5寸	腰痛，腹胀，泄泻，便秘，痢疾，痔疾
关元俞	在腰部，当第5腰椎棘突下，旁开1.5寸	腹胀，泄泻，小便频数或不利，遗尿，尿血，遗精，腰痛
小肠俞	在骶部，当骶正中嵴旁1.5寸，平第1骶后孔	遗精，遗尿，尿血，带下，疝气，腹痛，泄泻，痢疾，腰痛
膀胱俞	在骶部，当骶正中嵴旁1.5寸，平第2骶后孔	小便不利，尿频，遗尿，遗精，泄泻，便秘，腰脊强痛
中膂俞	在骶部，当骶正中嵴旁1.5寸，平第3骶后孔	泄泻，痢疾，疝气，腰脊强痛
白环俞	在骶部，当骶正中嵴旁1.5寸，平第4骶后孔	遗精，带下，月经不调，遗尿，疝气，腰骶疼痛
上髎	在骶部，当髂后上棘与后正中线之间，适对第1骶后孔处	月经不调，带下，遗精，阳痿，阴挺，大小便不利，腰脊痛
次髎	在骶部，当髂后上棘下内方，适对第2骶后孔处	月经不调，痛经，带下，小便不利，遗尿，遗精，阳痿，腰痛，下肢痿痹
中髎	在骶部，当髂后上棘下内方，适对第3骶后孔处	月经不调，痛经，带下，小便不利，便秘，泄泻，遗精，腰痛
下髎	在骶部，当中髎下内方，适对第4骶后孔处	小腹痛，腰骶痛，小便不利，带下，便秘
会阳	在骶部，尾骨端旁开0.5寸	泄泻，便血，痢疾，痔疾，阳痿，带下
承扶	在大腿后面，臀下横纹的中点	腰腿痛，下肢痿痹，痔疾
殷门	在大腿后面，承扶与委中连线上，承扶下6寸	腰腿痛，下肢痿痹
浮郄	在腘横纹外侧端，委阳上1寸，股二头肌腱的内侧	膝腘痛麻挛急，便秘
委阳	在腘横纹外侧端，股二头肌腱的内侧缘	腹满，水肿，小便不利，腰脊强痛，下肢挛痛
委中	在腘横纹中央，当股二头肌腱与半腱肌腱的中间	腰痛，下肢痿痹，腹痛，吐泻，小便不利，遗尿，丹毒，瘾疹，皮肤瘙痒，疔疮
附分	在背部，当第2胸椎棘突下，旁开3寸	颈项强痛，肩背拘急，肘臂麻木
魄户	在背部，当第3胸椎棘突下，旁开3寸	咳嗽，气喘，肺痨，咳血，项强，肩背痛
膏肓	在背部，当第4胸椎棘突下，旁开3寸	咳嗽，气喘，盗汗，肺痨，健忘，遗精，羸瘦，虚劳

名　称	定　位	主　治
神堂	在背部，当第5胸椎棘突下，旁开3寸	心痛，心悸，咳嗽，气喘，胸闷，脊背强痛
譩譆	在背部，当第6胸椎棘突下，旁开3寸	咳嗽，气喘，疟疾，热病，肩背痛
膈关	在背部，当第7胸椎棘突下，旁开3寸	呕吐，呃逆，嗳气，食不下，噎闷，脊背强痛
魂门	在背部，当第9胸椎棘突下，旁开3寸	胸胁痛，呕吐，泄泻，黄疸，背痛
阳纲	在背部，当第10胸椎棘突下，旁开3寸	肠鸣，泄泻，腹痛，黄疸，消渴
意舍	在背部，当第11胸椎棘突下，旁开3寸	腹胀，肠鸣，泄泻，呕吐
胃仓	在背部，当第12胸椎棘突下，旁开3寸	胃脘痛，腹胀，小儿食积，水肿，背脊痛
肓门	在腰部，当第1腰椎棘突下，旁开3寸	腹痛，痞块，便秘，乳疾
志室	在腰部，当第2腰椎棘突下，旁开3寸	遗精，阳痿，遗尿，小便不利，水肿，月经不调，腰脊强痛
胞肓	在臀部，平第2骶后孔，骶正中嵴旁开3寸	小便不利，阴肿，癃闭，肠鸣，腹胀，便秘，腰脊痛。
秩边	在臀部，平第4骶后孔，骶正中嵴旁开3寸	腰腿痛，下肢痿痹，痔疾，便秘，小便不利，阴痛
合阳	在小腿后面，当委中与承山连线上，委中下2寸	腰脊强痛，下肢痿痹，疝气，崩漏
承筋	在小腿后面，当委中与承山连线上，腓肠肌肌腹中央，委中下5寸	痔疾，腰腿拘急、疼痛
承山	在小腿后面正中，委中与昆仑之间，当伸直小腿或足跟上提时，腓肠肌肌腹下出现尖角凹陷处	痔疾，便秘，腰腿拘急、疼痛，脚气
飞扬	在小腿后面，当外踝后，昆仑直上7寸，承山外下方1寸	头痛，目眩，鼻塞，鼻衄，腰背痛，腿软无力，痔疾
跗阳	在小腿后面，当外踝后，昆仑直上3寸	头痛，头重，腰腿痛，下肢痿痹，外踝肿痛
昆仑	在足部外踝后方，当外踝尖与跟腱之间凹陷处	头痛，项强，目眩，鼻衄，腰痛，足跟肿痛，难产，癫痫
仆参	在足外侧部，外踝后下方，昆仑直下，跟骨外侧，赤白肉际处	下肢痿痹，足跟痛，癫痫
申脉	在足外侧部，外踝直下方凹陷中	头痛，眩晕，失眠，嗜卧，癫狂痫，目赤痛，眼睑下垂，腰腿痛，项强，足外翻，踝关节扭伤
金门	在足外侧，当外踝前缘直下，骰骨下缘处	头痛，癫痫，小儿惊风，腰痛，下肢痹痛，外踝肿痛
京骨	在足外侧，第5跖骨粗隆下方，赤白肉际处	头痛，项强，目翳，癫痫，腰腿痛
束骨	在足外侧，足小趾本节的后方，赤白肉际处	头痛，项强，目眩，癫狂，腰腿痛
足通谷	在足外侧，足小趾本节的前方，赤白肉际处	头痛，项强，目眩，鼻衄，癫狂
至阴	在足小趾末节外侧，距趾甲角0.1寸	胎位不正，难产，胞衣不下，头痛，目痛，鼻塞，鼻衄

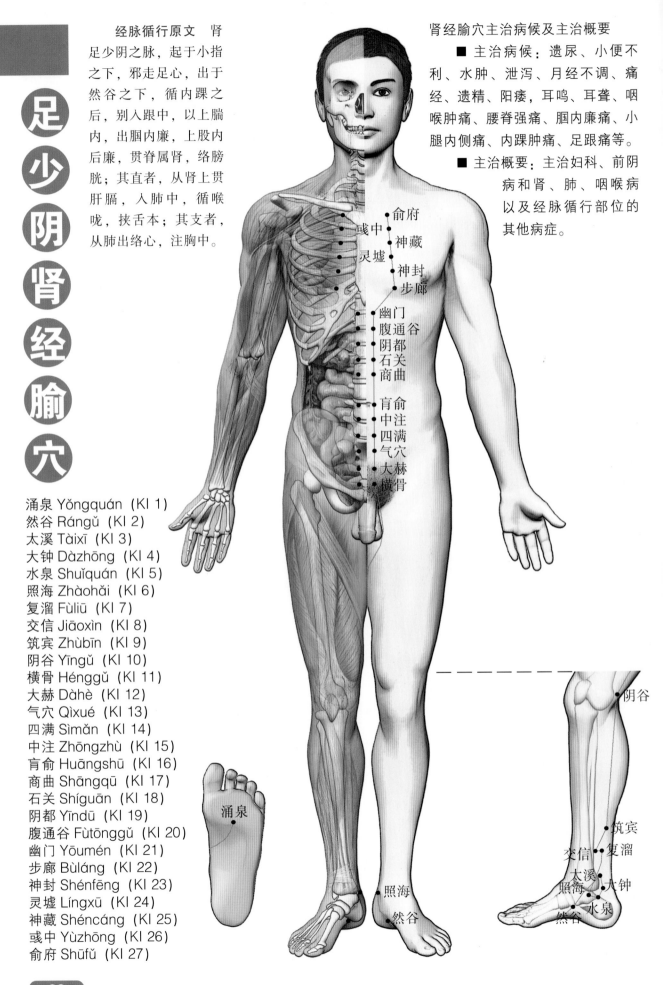

足少阴肾经腧穴

经脉循行原文　肾足少阴之脉，起于小指之下，邪走足心，出于然谷之下，循内踝之后，别入跟中，以上腨内，出腘内廉，上股内后廉，贯脊属肾，络膀胱；其直者，从肾上贯肝膈，入肺中，循喉咙，挟舌本；其支者，从肺出络心，注胸中。

肾经腧穴主治病候及主治概要

■ 主治病候：遗尿、小便不利、水肿、泄泻、月经不调、痛经、遗精、阳痿，耳鸣、耳聋、咽喉肿痛、腰脊强痛、腘内廉痛、小腿内侧痛、内踝肿痛、足跟痛等。

■ 主治概要：主治妇科、前阴病和肾、肺、咽喉病以及经脉循行部位的其他病症。

涌泉 Yǒngquán (KI 1)
然谷 Rángǔ (KI 2)
太溪 Tàixī (KI 3)
大钟 Dàzhōng (KI 4)
水泉 Shuǐquán (KI 5)
照海 Zhàohǎi (KI 6)
复溜 Fùliū (KI 7)
交信 Jiāoxìn (KI 8)
筑宾 Zhùbīn (KI 9)
阴谷 Yīngǔ (KI 10)
横骨 Hénggǔ (KI 11)
大赫 Dàhè (KI 12)
气穴 Qìxué (KI 13)
四满 Sìmǎn (KI 14)
中注 Zhōngzhù (KI 15)
肓俞 Huāngshū (KI 16)
商曲 Shāngqū (KI 17)
石关 Shíguān (KI 18)
阴都 Yīndū (KI 19)
腹通谷 Fùtōnggǔ (KI 20)
幽门 Yōumén (KI 21)
步廊 Bùláng (KI 22)
神封 Shénfēng (KI 23)
灵墟 Língxū (KI 24)
神藏 Shéncáng (KI 25)
彧中 Yùzhōng (KI 26)
俞府 Shūfǔ (KI 27)

俞府
彧中　神藏
灵墟　神封
步廊
幽门
腹通谷
阴都
石关
商曲
肓俞
中注
四满
气穴
大赫　横骨

阴谷
筑宾
交信　复溜
太溪　大钟
照海　水泉
然谷

涌泉

照海
然谷

名 称	定 位	主 治
涌泉	在足底部，蜷足时足前部凹陷处，约当第2、3趾趾缝纹头端与足跟连线的前1/3与后2/3交点上	头痛，眩晕，失眠，昏厥，癫狂，小儿惊风，便秘，小便不利，咽喉肿痛，舌干，失音，足心热
然谷	在足内侧缘，足舟骨粗隆下方，赤白肉际处	月经不调，带下，阴挺，阴痒，遗精，小便不利，消渴，泄泻，小儿脐风，咽喉肿痛，咳血，口噤
太溪	在足内侧，内踝后方，当内踝尖与跟腱之间凹陷处	月经不调，遗精，阳痿，小便频数，消渴，泄泻，腰痛，头痛，失眠，目眩，耳聋，耳鸣，咽喉肿痛，齿痛，咳喘，咳血
大钟	在足内侧，内踝后下方，当跟腱附着部的内侧前方凹陷处	癃闭，遗尿，便秘，咳血，气喘，痴呆，嗜卧，足跟痛
水泉	在足内侧，内踝后下方，当太溪直下1寸(指寸)，跟骨结节的内侧凹陷处	月经不调，痛经，阴挺，小便不利
照海	在足内侧，内踝尖下方凹陷处	月经不调，痛经，带下，阴挺，阴痒，小便频数，癃闭，咽喉干痛，目赤肿痛，痫证，失眠
复溜	在小腿内侧，当太溪直上2寸，跟腱的前方	水肿，腹胀，泄泻，盗汗，热病无汗或汗出不止，下肢痿痹
交信	在小腿内侧，当太溪直上2寸，复溜前0.5寸，胫骨内侧缘的后方	月经不调，崩漏，阴挺，疝气，泄泻，便秘
筑宾	在小腿内侧，当太溪与阴谷连线上，太溪上5寸，腓肠肌肌腹的内下方	癫狂，呕吐，疝气，小腿疼痛
阴谷	在腘窝内侧，屈膝时，当半腱肌腱与半膜肌腱之间	阳痿，疝气，崩漏，小便不利，癫狂，膝股痛
横骨	在下腹部，当脐中下5寸，前正中线旁开0.5寸	少腹胀痛，小便不利，遗尿，遗精，阳痿，疝气，阴痛
大赫	在下腹部，当脐中下4寸，前正中线旁开0.5寸	遗精，阳痿，阴挺，带下
气穴	在下腹部，当脐中下3寸，前正中线旁开0.5寸	月经不调，带下，经闭，崩漏，小便不通，泄泻
四满	在下腹部，当脐中下2寸，前正中线旁开0.5寸	月经不调，带下，遗精，遗尿，疝气，便秘，腹痛，水肿
中注	在下腹部，当脐中下1寸，前正中线旁开0.5寸	腹痛，便秘，泄泻，月经不调，痛经
肓俞	仰卧，在中腹部，当脐中旁开0.5寸	腹痛，腹胀，呕吐，泄泻，便秘，月经不调，疝气，腰脊痛
商曲	在上腹部，当脐中上2寸，前正中线旁开0.5寸	腹痛，泄泻，便秘
石关	在上腹部，当脐中上3寸，前正中线旁开0.5寸	呕吐，腹痛，便秘，不孕
阴都	在上腹部，当脐中上4寸，前正中线旁开0.5寸	腹痛，腹胀，便秘，不孕
腹通谷	在上腹部，当脐中上5寸，前正中线旁开0.5寸	腹痛，腹胀，呕吐，心痛，心悸
幽门	在上腹部，当脐中上6寸，前正中线旁开0.5寸	腹痛，腹胀，呕吐，泄泻
步廊	在胸部，当第5肋间隙，前正中线旁开2寸	咳嗽，气喘，胸胁胀满，呕吐
神封	在胸部，当第4肋间隙，前正中线旁开2寸	咳嗽，气喘，胸胁胀满，乳痈，呕吐
灵墟	在胸部，当第3肋间隙，前正中线旁开2寸	咳嗽，气喘，胸胁胀痛，乳痈，呕吐
神藏	在胸部，当第2肋间隙，前正中线旁开2寸	咳嗽，气喘，胸痛，呕吐
彧中	在胸部，当第1肋间隙，前正中线旁开2寸	咳嗽，气喘，胸胁胀满
俞府	在胸部，当锁骨下缘，前正中线旁开2寸	咳嗽，气喘，胸痛，呕吐

手厥阴心包经腧穴

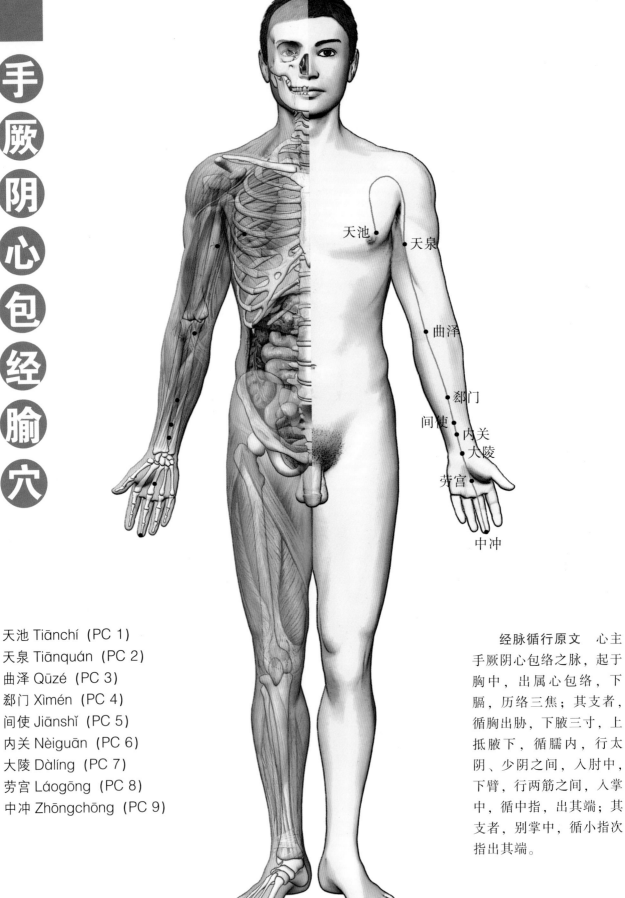

天池 Tiānchí (PC 1)

天泉 Tiānquán (PC 2)

曲泽 Qūzé (PC 3)

郄门 Xìmén (PC 4)

间使 Jiānshǐ (PC 5)

内关 Nèiguān (PC 6)

大陵 Dàlíng (PC 7)

劳宫 Láogōng (PC 8)

中冲 Zhōngchōng (PC 9)

经脉循行原文 心主手厥阴心包络之脉，起于胸中，出属心包络，下膈，历络三焦；其支者，循胸出胁，下腋三寸，上抵腋下，循臑内，行太阴、少阴之间，入肘中，下臂，行两筋之间，入掌中，循中指，出其端；其支者，别掌中，循小指次指出其端。

名　称	定　位	主　治
天池	在胸部，当第4肋间隙，乳头外1寸，前正中线旁开5寸	咳嗽，气喘，乳痈，乳汁少，胸闷，胁肋胀痛，瘰疬
天泉	在臂内侧，当腋前纹头下2寸，肱二头肌的长、短头之间	心痛，咳嗽，胸胁胀痛，臂痛
曲泽	在肘横纹中，当肱二头肌腱的尺侧缘	心痛，心悸，热病，中暑，胃痛，呕吐，泄泻，肘臂疼痛
郄门	在前臂掌侧，当曲泽与大陵连线上，腕横纹上5寸，掌长肌腱与桡侧腕屈肌腱之间	心痛，心悸，疔疮，癫痫，呕血，衄血
间使	在前臂掌侧，当曲泽与大陵连线上，腕横纹上3寸，掌长肌腱与桡侧腕屈肌腱之间	心痛，心悸，癫狂痫，热病，疟疾，胃痛，呕吐，肘臂痛
内关	在前臂掌侧，当曲泽与大陵连线上，腕横纹上2寸，掌长肌腱与桡侧腕屈肌腱之间	心痛，心悸，心烦，胸闷，眩晕，癫痫，失眠，偏头痛，胃痛，呕吐，呃逆，肘臂挛痛
大陵	在腕掌横纹的中点处，当掌长肌腱与桡侧腕屈肌腱之间	心痛，心悸，癫狂，疮疡，胃痛，呕吐，手腕麻痛，胸胁胀痛
劳宫	在手掌心，当第2、3掌骨之间偏于第3掌骨，握拳屈指时中指尖处	口疮，口臭，鼻衄，癫痫狂，中风昏迷，中暑，心痛，呕吐
中冲	在手中指末节尖端中央	中风昏迷，中暑，小儿惊风，热病，心烦，心痛，舌强肿痛

心包经腧穴主治病候及主治概要
- ■ 主治病候：心痛、胸闷、心悸、心烦、癫狂、腋肿、肘臂挛急、掌心发热等症。
- ■ 主治概要：主治心、心包、胸、胃、神志病以及经脉循行部位的其他病症。

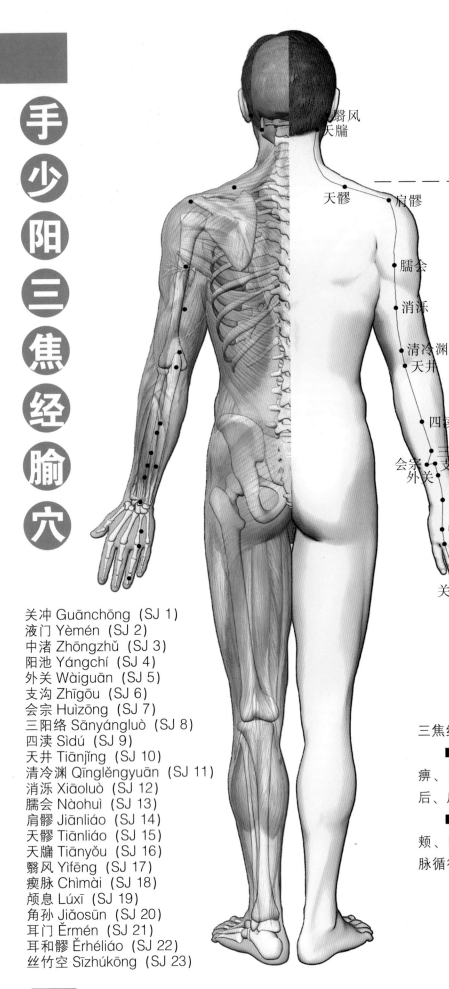

手少阳三焦经腧穴

丝竹空 耳和髎 角孙
耳门 颅息
瘈脉
翳风 天牖

翳风
天牖

天髎　肩髎

臑会

消泺

清冷渊
天井

四渎

三阳络
会宗　支沟
外关

阳池

中渚
液门

关冲

关冲 Guānchōng (SJ 1)
液门 Yèmén (SJ 2)
中渚 Zhōngzhǔ (SJ 3)
阳池 Yángchí (SJ 4)
外关 Wàiguān (SJ 5)
支沟 Zhīgōu (SJ 6)
会宗 Huìzōng (SJ 7)
三阳络 Sānyángluò (SJ 8)
四渎 Sìdú (SJ 9)
天井 Tiānjǐng (SJ 10)
清冷渊 Qīnglěngyuān (SJ 11)
消泺 Xiāoluò (SJ 12)
臑会 Nàohuì (SJ 13)
肩髎 Jiānliáo (SJ 14)
天髎 Tiānliáo (SJ 15)
天牖 Tiānyǒu (SJ 16)
翳风 Yìfēng (SJ 17)
瘈脉 Chìmài (SJ 18)
颅息 Lúxī (SJ 19)
角孙 Jiǎosūn (SJ 20)
耳门 Ěrmén (SJ 21)
耳和髎 Ěrhéliáo (SJ 22)
丝竹空 Sīzhúkōng (SJ 23)

经脉循行原文　三焦手少阳之脉，起于小指次指之端，上出两指之间，循手表腕，出臂外两骨之间，上贯肘，循臑外上肩，而交出足少阳之后，入缺盆，布膻中，散络心包，下膈，循属三焦；其支者，从膻中上出缺盆，上项，系耳后，直上出耳上角，以屈下颊至颇；其支者，从耳后入耳中，出走耳前，过客主人，前交颊，至目锐眦。

三焦经腧穴主治病候及主治概要

■ 主治病候：耳聋、嗌肿、喉痹、多汗、目锐眦痛、颊痛以及耳后、肩、肘、臂外痛。

■ 主治概要：主治头、目、耳、颊、咽喉、胸胁病和热病，以及经脉循行部位的其他病症。

名　称	定　位	主　治
关冲	在手环指末节尺侧，距指甲角0.1寸	热病，昏厥，中暑，头痛，目赤，耳聋，咽喉肿痛
液门	在手背部，当第4、5指间，指蹼缘后方赤白肉际处	头痛，目赤，耳聋，咽喉肿痛，疟疾
中渚	在手背部，当环指本节（掌指关节）的后方，第4、5掌骨间凹陷处	头痛，耳鸣，耳聋，目赤，咽喉肿痛，热病，消渴，疟疾，手指屈伸不利，肘臂肩背疼痛
阳池	在腕背横纹中，当指伸肌腱的尺侧缘凹陷处	耳聋，目赤肿痛，咽喉肿痛，疟疾，消渴，腕痛
外关	在前臂背侧，当阳池与肘尖连线上，腕背横纹上2寸，尺骨与桡骨之间	热病，头痛，目赤肿痛，耳鸣，耳聋，胸胁痛，瘰疬，上肢痿痹
支沟	在前臂背侧，当阳池与肘尖连线上，腕背横纹上3寸，尺骨与桡骨之间	便秘，热病，胁肋痛，落枕，耳鸣，耳聋，暴喑
会宗	在前臂背侧，当腕背横纹上3寸，支沟尺侧，尺骨的桡侧缘	耳鸣，耳聋，癫痫，上肢痹痛
三阳络	在前臂背侧，当腕背横纹上4寸，尺骨与桡骨之间	耳聋，暴喑，齿痛，上肢痹痛
四渎	在前臂背侧，当阳池与肘尖连线上，肘尖下5寸，尺骨与桡骨之间	耳聋，暴喑，齿痛，咽喉肿痛，偏头痛，上肢痹痛
天井	在臂外侧，屈肘，当肘尖直上1寸凹陷处	耳聋，偏头痛，癫痫，瘰疬，肘臂痛
清冷渊	在臂外侧，屈肘，当肘尖直上2寸，即天井上1寸	头痛，目痛，胁痛，肩臂痛
消泺	在臂外侧，尺骨鹰嘴与肩髎连线上，当清冷渊上3寸	头痛，齿痛，项强，肩臂痛
臑会	在臂外侧，当肘尖与肩髎连线上，肩髎下3寸，三角肌的后下缘	瘿气，瘰疬，上肢痿痹
肩髎	在肩部，肩髃后方，当臂外展时，于肩峰后下方呈现凹陷处	肩臂挛痛不遂
天髎	在肩胛部，肩井与曲垣的中间，当肩胛骨上角处	肩臂痛，颈项强痛
天牖	在颈侧部，当乳突的后方直下，平下颌角，胸锁乳突肌的后缘	头痛，项强，目痛，耳聋，瘰疬，面肿
翳风	在耳垂后方，当乳突与下颌角之间凹陷处	耳鸣，耳聋，聤耳，面瘫，牙关紧闭，齿痛，呃逆，瘰疬，颊肿
瘈脉	在头部，耳后乳突中央，当角孙至翳风之间，沿耳轮连线的中、下1/3的交点处	耳鸣，耳聋，小儿惊风，头痛
颅息	在头部，当角孙至翳风之间，沿耳轮连线的上、中1/3的交点处	小儿惊风，头痛，耳鸣，耳聋
角孙	在头部，折耳廓向前，当耳尖直上入发际处	目翳，齿痛，痄腮，偏头痛，项强
耳门	在面部，当耳屏上切迹的前方，下颌骨髁状突后缘，张口有凹陷处	耳鸣，耳聋，聤耳，齿痛
耳和髎	在头侧部，当鬓发后缘，平耳廓根之前方，颞浅动脉的后缘	头痛，耳鸣，牙关紧闭，面瘫
丝竹空	在面部，当眉梢凹陷处	目赤肿痛，眼睑眴动，目眩，头痛，面瘫，癫狂病

足少阳胆经腧穴

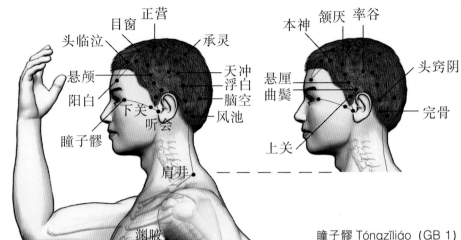

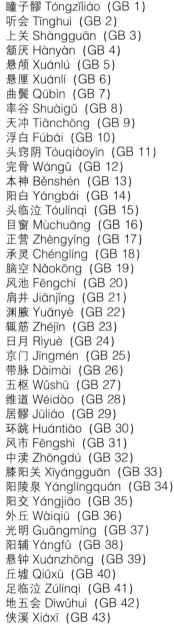

经脉循行原文 胆足少阳之脉，起于目锐眦，上抵头角，下耳后，循颈行手少阳之前，至肩上，却交出手少阳之后，入缺盆；其支者，从耳后入耳中，出走耳前，至目锐眦后；其支者，别锐眦，下大迎，合于手少阳，抵于𫘤，下加颊车，下颈合缺盆，以下胸中，贯膈络肝属胆，循胁里，出气街，绕毛际，横入髀厌中；其直者，从缺盆下腋，循胸，过季胁，下合髀厌中，以下循髀阳，出膝外廉，下外辅骨之前，直下抵绝骨之端，下出外踝之前，循足跗上，入小指次指之间；其支者，别跗上，入大指之间，循大指岐骨内，出其端，还贯爪甲，出三毛。

胆经腧穴主治病候及主治概要

■ **主治病候**：口苦，目眩，疟疾，目外眦痛，缺盆部肿痛，腋下肿，胸、胁、股及下肢外侧痛，足外侧发热。

■ **主治概要**：主治侧头、目、耳、咽喉病，神志病，热病及经脉循行部位的其他病症。

瞳子髎 Tóngzǐliáo (GB 1)
听会 Tīnghuì (GB 2)
上关 Shàngguān (GB 3)
颔厌 Hànyàn (GB 4)
悬颅 Xuánlú (GB 5)
悬厘 Xuánlí (GB 6)
曲鬓 Qūbìn (GB 7)
率谷 Shuàigǔ (GB 8)
天冲 Tiānchōng (GB 9)
浮白 Fúbái (GB 10)
头窍阴 Tóuqiàoyīn (GB 11)
完骨 Wángǔ (GB 12)
本神 Běnshén (GB 13)
阳白 Yángbái (GB 14)
头临泣 Tóulínqì (GB 15)
目窗 Mùchuāng (GB 16)
正营 Zhèngyíng (GB 17)
承灵 Chénglíng (GB 18)
脑空 Nǎokōng (GB 19)
风池 Fēngchí (GB 20)
肩井 Jiānjǐng (GB 21)
渊腋 Yuānyè (GB 22)
辄筋 Zhéjīn (GB 23)
日月 Rìyuè (GB 24)
京门 Jīngmén (GB 25)
带脉 Dàimài (GB 26)
五枢 Wǔshū (GB 27)
维道 Wéidào (GB 28)
居髎 Jūliáo (GB 29)
环跳 Huántiào (GB 30)
风市 Fēngshì (GB 31)
中渎 Zhōngdú (GB 32)
膝阳关 Xīyángguān (GB 33)
阳陵泉 Yánglíngquán (GB 34)
阳交 Yángjiāo (GB 35)
外丘 Wàiqiū (GB 36)
光明 Guāngmíng (GB 37)
阳辅 Yángfǔ (GB 38)
悬钟 Xuánzhōng (GB 39)
丘墟 Qiūxū (GB 40)
足临泣 Zúlínqì (GB 41)
地五会 Dìwǔhuì (GB 42)
侠溪 Xiáxī (GB 43)
足窍阴 Zúqiàoyīn (GB 44)

名　称	定　位	主　治
瞳子髎	在面部，目外眦旁，当眶外缘凹陷处	目赤肿痛，目翳，青盲，面瘫，头痛
听会	在面部，当耳屏间切迹的前方，下颌骨髁状突的后缘，张口有凹陷处	耳鸣，耳聋，聤耳，齿痛，面瘫，面痛，面瘫
上关	在耳前，下关直上，当颧弓的上缘凹陷处	耳鸣，耳聋，聤耳，偏头痛，面瘫，口噤，齿痛，面痛，面瘫，癫狂痫
颔厌	在头部鬓发上，当头维与曲鬓沿发际弧形连线的上 1/4 与下 3/4 交点处	偏头痛，眩晕，癫痫，齿痛，耳鸣，面瘫
悬颅	在头部鬓发上，当头维与曲鬓沿发际弧形连线的中点处	偏头痛，目赤肿痛，齿痛，面肿，鼻衄
悬厘	在头部鬓发上，当头维与曲鬓沿发际弧形连线的上 3/4 与下 1/4 交点处	偏头痛，目赤肿痛，耳鸣，齿痛，面痛
曲鬓	在头部，当耳前鬓角发际后缘的垂线与耳尖水平线交点处	偏头痛，颔颊肿，目赤肿痛，暴喑，牙关紧闭
率谷	在头部，当耳尖直上入发际 1.5 寸	偏正头痛，眩晕，耳鸣，耳聋，小儿急、慢惊风
天冲	在头部，当耳根后缘直上入发际 2 寸	头痛，耳鸣，耳聋，牙龈肿痛，癫痫
浮白	在头部，当耳后乳突的后上方，天冲与完骨的弧形连线的中 1/3 与上 1/3 交点处。	头痛，耳鸣，耳聋，目痛，瘿气
头窍阴	在头部，当耳后乳突的后上方，天冲与完骨的中 1/3 与下 1/3 交点处	耳鸣，耳聋，头痛，眩晕，颈项强痛
完骨	在头部，当耳后乳突的后下方凹陷处	头痛，颈项强痛，失眠，齿痛，面瘫，口噤不开，颊肿，癫痫，疟疾，耳鸣，耳聋
本神	在头部，当前发际上 0.5 寸，神庭旁开 3 寸，神庭与头维连线的内 2/3 与外 1/3 的交点处	头痛，眩晕，目赤肿痛，癫痫，小儿惊风，中风昏迷
阳白	在前额部，当瞳孔直上，眉上 1 寸	头痛，眩晕，视物模糊，目痛，眼睑下垂，面瘫

名　称	定　位	主　治
头临泣	在头部，当瞳孔直上入前发际 0.5 寸，神庭与头维连线的中点处	头痛，目眩，流泪，鼻塞，鼻渊，小儿惊风，癫痫
目窗	在头部，当前发际上 1.5 寸，头正中线旁开 2.25 寸	目赤肿痛，青盲，视物模糊，鼻塞，头痛，眩晕，小儿惊痫
正营	在头部，当前发际上 2.5 寸，头正中线旁开 2.25 寸	头痛，眩晕，项强，齿痛，唇吻强急
承灵	在头部，当前发际上 4 寸，头正中线旁开 2.25 寸	头痛，眩晕，目痛，鼻塞，鼻衄
脑空	在头部，当枕外隆凸的上缘外侧，头正中线旁开 2.25 寸	头痛，目眩，颈项强痛，癫狂痫，惊悸
风池	在项部，当枕骨之下，与风府相平，胸锁乳突肌与斜方肌上端之间凹陷处	头痛，眩晕，失眠，癫痫，中风，目赤肿痛，视物不明，鼻塞，鼻衄，鼻渊，耳鸣，咽喉肿痛，感冒，热病，颈项强痛
肩井	在肩上，前直乳中，当大椎与肩峰端连线的中点上	头痛，眩晕，颈项强痛，肩背疼痛，上肢不遂，瘰疬，乳痈，乳汁少，难产，胞衣不下
渊腋	在侧胸部，举臂，当腋中线上，腋下 3 寸，第 4 肋间隙中	胸满，胁痛，上肢痹痛
辄筋	在侧胸部，渊腋前 1 寸，平乳头，第 4 肋间隙中	胸满，胁痛，气喘，腋肿，呕吐，吞酸
日月	在上腹部，当乳头直下，第 7 肋间隙，前正中线旁开 4 寸	黄疸，呕吐，吞酸，呃逆，胃脘痛，胁肋胀痛
京门	在侧腰部，章门后 1.8 寸，当第 12 肋骨游离端的下方	小便不利，水肿，腹胀，泄泻，肠鸣，呕吐，腰痛，胁痛
带脉	在侧腹部，当第 11 肋骨游离端的下方垂线与脐水平线的交点上	带下，月经不调，阴挺，经闭，疝气，小腹痛，胁痛，腰痛
五枢	在侧腹部，当髂前上棘的前方，横平脐下 3 寸	腹痛，便秘，带下，月经不调，阴挺，疝气
维道	在侧腹部，当髂前上棘的前下方，五枢前下 0.5 寸	少腹痛，便秘，肠痛，阴挺，带下，疝气，月经不调
居髎	在髋部，当髂前上棘与股骨大转子最凸点连线的中点	腰痛，下肢痿痹，疝气

名　称	定　位	主　治
环跳	在股外侧部，侧卧屈股，当股骨大转子最凸点与骶管裂孔连线的外 1/3 与中 1/3 的交点处	下肢痿痹，半身不遂，腰腿痛
风市	在大腿外侧部的中线上，当腘横纹上 7 寸。或直立垂手时，中指尖处	下肢痿痹，遍身瘙痒，脚气
中渎	在大腿外侧，当风市下 2 寸，或腘横纹上 5 寸，股外侧肌与股二头肌之间	下肢痿痹，半身不遂，脚气
膝阳关	在膝外侧，当阳陵泉上 3 寸，股骨外上髁上方凹陷处	半身不遂，膝髌肿痛，小腿麻木挛急，脚气
阳陵泉	在小腿外侧，当腓骨小头前下方凹陷处	黄疸，口苦，呕吐，胁肋疼痛，下肢痿痹，膝髌肿痛，脚气，肩痛，小儿惊风
阳交	在小腿外侧，当外踝尖上 7 寸，腓骨后缘	胸胁胀满，下肢痿痹，癫狂
外丘	在小腿外侧，当外踝尖上 7 寸，腓骨前缘，平阳交	胸胁胀满，颈项强痛，下肢痿痹，癫狂
光明	在小腿外侧，当外踝尖上 5 寸，腓骨前缘	目痛，夜盲，目视不明，乳房胀痛，乳汁少，下肢痿痹
阳辅	在小腿外侧，当外踝尖上 4 寸，腓骨前缘	偏头痛，目外眦痛，咽喉肿痛，腋下肿痛，胸胁胀满，瘰疬，下肢痿痹，脚气，恶寒发热
悬钟	在小腿外侧，当外踝尖上 3 寸，腓骨前缘	颈项强痛，偏头痛，咽喉肿痛，胸胁胀满，痔疾，便秘，下肢痿痹，脚气
丘墟	在足外踝的前下方，当趾长伸肌腱的外侧凹陷处	胸胁胀痛，下肢痿痹，外踝肿痛，脚气，疟疾，踝关节扭伤
足临泣	在足背外侧，第 4 跖趾关节的后方，小趾伸肌腱的外侧凹陷处	偏头痛，目赤肿痛，目眩，目涩，乳痛，乳胀，月经不调，胁肋疼痛，足跗肿痛，瘰疬，疟疾
地五会	在足背外侧，第 4 跖趾关节的后方，第 4、5 跖骨之间，小趾伸肌腱的内侧缘	头痛，目赤，耳鸣，乳痛，乳胀，胁肋胀痛，足跗肿痛
侠溪	在足背外侧，当第 4、5 趾间，趾蹼缘后方赤白肉际处	头痛，眩晕，目赤肿痛，耳鸣，耳聋，胸胁疼痛，乳痛，热病
足窍阴	在足第 4 趾末节外侧，距趾甲角 0.1 寸	目赤肿痛，耳鸣，耳聋，咽喉肿痛，头痛，失眠，多梦，胁痛，足跗肿痛，热病

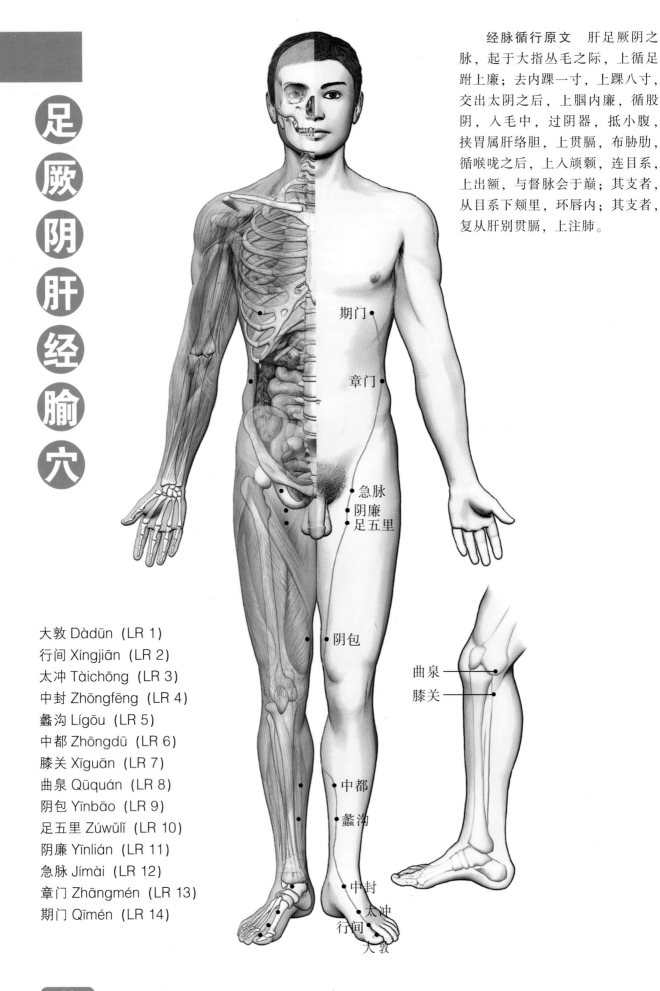

足厥阴肝经腧穴

经脉循行原文　肝足厥阴之脉，起于大指丛毛之际，上循足跗上廉；去内踝一寸，上踝八寸，交出太阴之后，上腘内廉，循股阴，入毛中，过阴器，抵小腹，挟胃属肝络胆，上贯膈，布胁肋，循喉咙之后，上入颃颡，连目系，上出额，与督脉会于巅；其支者，从目系下颊里，环唇内；其支者，复从肝别贯膈，上注肺。

期门

章门

急脉
阴廉
足五里

阴包

曲泉
膝关

中都
蠡沟

中封
太冲
行间
大敦

大敦 Dàdūn (LR 1)
行间 Xíngjiān (LR 2)
太冲 Tàichōng (LR 3)
中封 Zhōngfēng (LR 4)
蠡沟 Lígōu (LR 5)
中都 Zhōngdū (LR 6)
膝关 Xīguān (LR 7)
曲泉 Qūquán (LR 8)
阴包 Yīnbāo (LR 9)
足五里 Zúwǔlǐ (LR 10)
阴廉 Yīnlián (LR 11)
急脉 Jímài (LR 12)
章门 Zhāngmén (LR 13)
期门 Qīmén (LR 14)

名　称	定　位	主　治
大敦	在足大趾末节外侧，距趾甲角0.1寸	疝气，遗尿，癃闭，经闭，崩漏，月经不调，阴挺，癫痫
行间	在足背侧，当第1、2趾间，趾蹼缘的后方赤白肉际处	头痛，目眩，目赤肿痛，青盲，面瘫，月经不调，崩漏，痛经，经闭，带下，疝气，小便不利，尿痛，中风，癫痫，胁肋疼痛，急躁易怒，黄疸
太冲	在足背侧，当第1、2跖骨结合部前下凹陷处	头痛，眩晕，目赤肿痛，面瘫，青盲，咽喉干痛，耳鸣，耳聋，癫痫，小儿惊风，中风，胁痛，郁闷，急躁易怒，下肢痿痹
中封	在足背侧，当足内踝前，商丘与解溪连线之间，胫骨前肌腱的内侧凹陷处	疝气，腹痛，小便不利，遗精，下肢痿痹，足踝肿痛
蠡沟	在小腿内侧，当足内踝尖上5寸，胫骨内侧面的中央	睾丸肿痛，外阴瘙痒，小便不利，遗尿，月经不调，带下，足胫疼痛
中都	在小腿内侧，当足内踝尖上7寸，胫骨内侧面的中央	疝气，崩漏，恶露不尽，腹痛，泄泻，胁痛，下肢痿痹
膝关	在小腿内侧，当胫骨内侧的后下方，阴陵泉后1寸，腓肠肌内侧的上部	膝股疼痛，下肢痿痹
曲泉	在膝内侧，屈膝，当膝关节内侧端，股骨内上髁的后缘，半腱肌、半膜肌止端的前缘凹陷处	小腹痛，小便不利，淋证，癃闭，月经不调，痛经，带下，阴挺，阴痒，遗精，阳痿，膝股疼痛
阴包	在大腿内侧，当股骨内上髁上4寸，股内肌与缝匠肌之间	月经不调，遗尿，小便不利，腰骶痛引小腹
足五里	在大腿内侧，当气冲直下3寸，大腿根部，耻骨结节的下方，长收肌的外缘	小便不利，小腹胀痛，遗尿，带下，阴囊湿痒，阴挺，睾丸肿痛
阴廉	在大腿内侧，当气冲直下2寸，大腿根部，耻骨结节的下方，长收肌的外缘	月经不调，带下，小腹胀痛
急脉	在耻骨结节的外侧，当气冲外下方腹股沟股动脉搏动处，前正中线旁开2.5寸	疝气，少腹痛，阴挺，阴茎痛，外阴肿痛
章门	在侧腹部，当第11肋游离端的下方	腹胀，泄泻，肠鸣，呕吐，痞块，胁痛，黄疸
期门	在胸部，当乳头直下，第6肋间隙，前正中线旁开4寸	胸胁胀痛，腹胀，呃逆，吐酸，乳痈，郁闷，喘咳

肝经腧穴主治病候及主治概要
- 主治病候：胸满、呕逆、飧泄、嗌干、遗尿、癃闭、腰痛、疝气、少腹肿。
- 主治概要：主治肝胆、妇科、前阴病及经脉循行部位的其他病症。

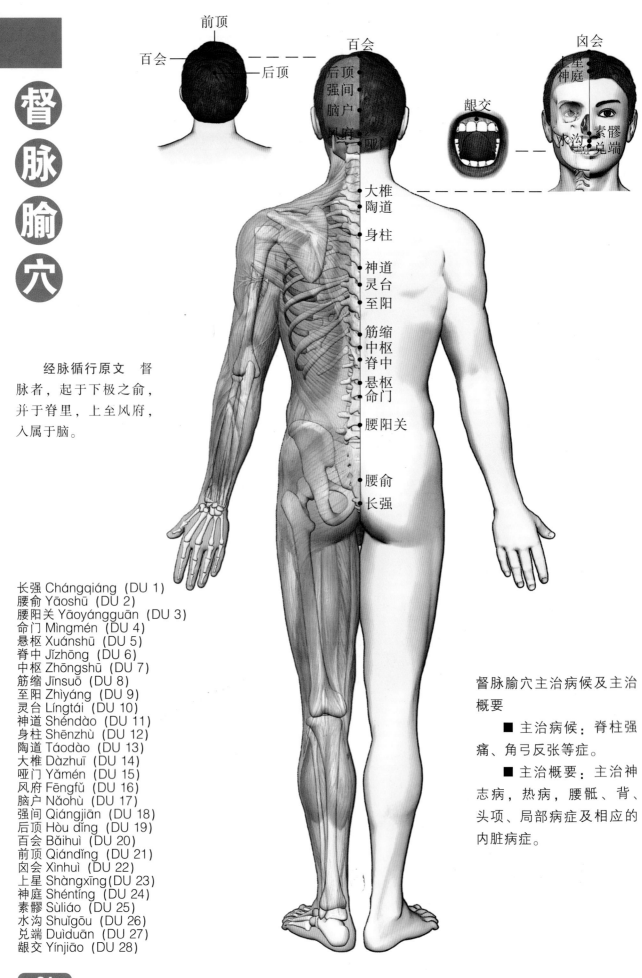

督脉腧穴

前顶
百会 — 后顶

百会
后顶
强间
脑户
风府
哑门

囟会
上星
神庭
龈交
水沟 素髎
兑端

大椎
陶道
身柱
神道
灵台
至阳
筋缩
中枢
脊中
悬枢
命门
腰阳关

腰俞
长强

经脉循行原文 督脉者，起于下极之俞，并于脊里，上全风府，入属于脑。

长强 Chángqiáng (DU 1)
腰俞 Yāoshū (DU 2)
腰阳关 Yāoyángguān (DU 3)
命门 Mìngmén (DU 4)
悬枢 Xuánshū (DU 5)
脊中 Jǐzhōng (DU 6)
中枢 Zhōngshū (DU 7)
筋缩 Jīnsuō (DU 8)
至阳 Zhìyáng (DU 9)
灵台 Língtái (DU 10)
神道 Shéndào (DU 11)
身柱 Shēnzhù (DU 12)
陶道 Táodào (DU 13)
大椎 Dàzhuī (DU 14)
哑门 Yǎmén (DU 15)
风府 Fēngfǔ (DU 16)
脑户 Nǎohù (DU 17)
强间 Qiángjiān (DU 18)
后顶 Hòu dǐng (DU 19)
百会 Bǎihuì (DU 20)
前顶 Qiándǐng (DU 21)
囟会 Xìnhuì (DU 22)
上星 Shàngxīng (DU 23)
神庭 Shéntíng (DU 24)
素髎 Sùliáo (DU 25)
水沟 Shuǐgōu (DU 26)
兑端 Duìduān (DU 27)
龈交 Yínjiāo (DU 28)

督脉腧穴主治病候及主治概要

■ 主治病候：脊柱强痛、角弓反张等症。

■ 主治概要：主治神志病，热病，腰骶、背、头项、局部病症及相应的内脏病症。

名 称	定 位	主 治
长强	在尾骨端下，当尾骨端与肛门连线中点处	痔疾，脱肛，泄泻，便秘，癫狂痫，瘛疭，腰痛，尾骶骨痛
腰俞	在骶部，当后正中线上，适对骶管裂孔	腰脊强痛，下肢痿痹，月经不调，痔疾，脱肛，便秘，癫痫
腰阳关	在腰部，当后正中线上，第4腰椎棘突下凹陷中	腰骶疼痛，下肢痿痹，月经不调，带下，遗精，阳痿
命门	在腰部，当后正中线上，第2腰椎棘突下凹陷中	腰痛，下肢痿痹，遗精，阳痿，早泄，月经不调，赤白带下，遗尿，尿频，泄泻
悬枢	在腰部，当后正中线上，第1腰椎棘突下凹陷中	腹痛，泄泻，肠鸣，腰脊强痛
脊中	在背部，当后正中线上，第11胸椎棘突下凹陷中	泄泻，脱肛，痔疾，黄疸，小儿疳积，癫痫，腰脊强痛
中枢	在背部，当后正中线上，第10胸椎棘突下凹陷中	胃病，呕吐，腹满，黄疸，脊背强痛
筋缩	在背部，当后正中线上，第9胸椎棘突下凹陷中	脊强，癫痫，抽搐，胃痛
至阳	在背部，当后正中线上，第7胸椎棘突下凹陷中	黄疸，胸胁胀痛，身热，咳嗽，气喘，胃痛，脊背强痛
灵台	在背部，当后正中线上，第6胸椎棘突下凹陷中	疔疮，气喘，咳嗽，胃痛，脊背强痛
神道	在背部，当后正中线上，第5胸椎棘突下凹陷中	心悸，健忘，小儿惊痫，咳喘，脊背强痛
身柱	在背部，当后正中线上，第3胸椎棘突下凹陷中	咳嗽，气喘，身热，癫痫，脊背强痛
陶道	在背部，当后正中线上，第1胸椎棘突下凹陷中	热病，骨蒸潮热，疟疾，头痛，脊强，癫狂痫
大椎	在后正中线上，第7颈椎棘突下凹陷中	热病，疟疾，骨蒸盗汗，咳嗽，气喘，癫痫，小儿惊风，感冒，畏寒，风疹，头项强痛
哑门	在项部，当后发际正中直上0.5寸，第1颈椎下	暴喑，舌强不语，癫狂痫，头痛，项强，中风
风府	在项部，当后发际正中直上1寸，枕外隆凸直下，两侧斜方肌之间凹陷中	头痛，眩晕，项强，中风不语，半身不遂，癫狂痫，目痛，鼻衄，咽喉肿痛
脑户	在头部，后发际正中直上2.5寸，风府上1.5寸，枕外隆凸的上缘凹陷处	头痛，项强，眩晕，癫痫
强间	在头部，当后发际正中直上4寸（脑户上1.5寸）	头痛，目眩，项强，癫狂，失眠
后顶	在头部，当后发际正中直上5.5寸（脑户上3寸）	头痛，项强，眩晕，癫狂痫
百会	在头部，当前发际正中直上5寸，或两耳尖连线中点处	头痛，眩晕，中风失语，癫狂痫，失眠，健忘，脱肛，阴挺，久泻
前顶	在头部，当前发际正中直上3.5寸（百会前1.5寸）	头痛，眩晕，中风偏瘫，癫痫，目赤肿痛，鼻渊
囟会	在头部，当前发际正中直上2寸（百会前3寸）	头痛，眩晕，鼻渊，鼻衄，癫痫
上星	在头部，当前发际正中直上1寸	鼻渊，鼻衄，目痛，头痛，眩晕，癫狂，热病，疟疾
神庭	在头部，当前发际正中直上0.5寸	头痛，眩晕，失眠，癫痫，鼻渊，流泪，目痛
素髎	在面部，当鼻尖的正中央	鼻塞，鼻渊，鼻衄，酒渣鼻，目痛，惊厥，昏迷，窒息
水沟	在面部，当人中沟的上1/3与下2/3交点处	昏迷，晕厥，中风，癫狂痫，抽搐，面瘫，唇肿，齿痛，鼻塞，鼻衄，牙关紧闭，闪挫腰痛，脊膂强痛，消渴，黄疸，遍身水肿
兑端	在面部，当上唇的尖端，人中沟下端的皮肤与唇的移行部	面瘫，齿龈肿痛，鼻塞，鼻衄，癫疾，昏厥
龈交	在上唇内，唇系带与上齿龈的相接处	牙龈肿痛，鼻渊，鼻衄，癫狂痫，腰痛，项强，痔疾

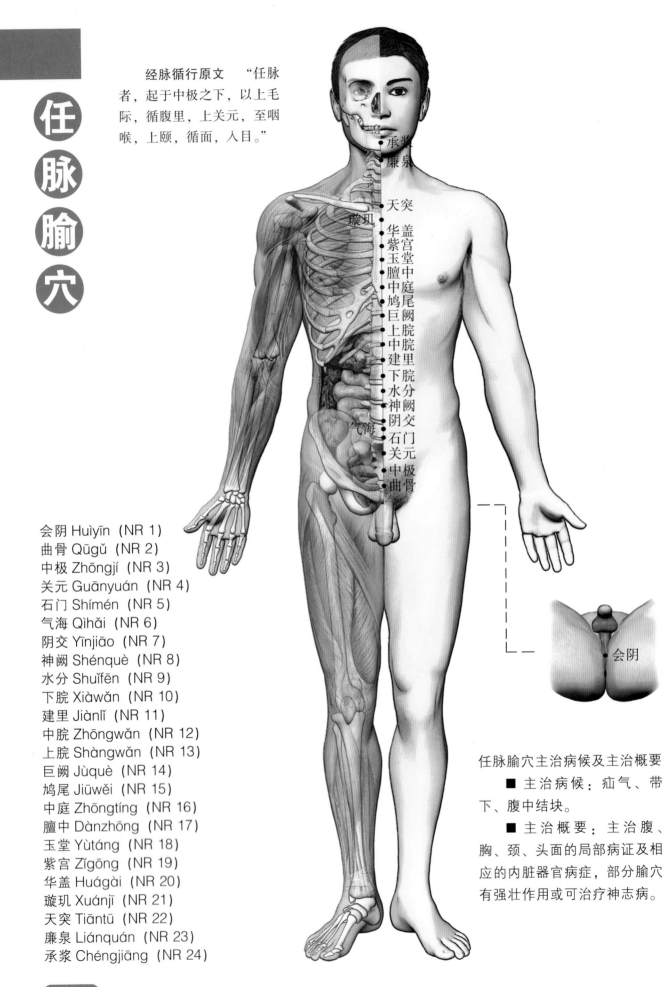

经脉循行原文 "任脉者，起于中极之下，以上毛际，循腹里，上关元，至咽喉，上颐，循面，入目。"

任脉腧穴

承浆
廉泉
天突
璇玑
华盖
紫宫
玉堂
膻中
中庭
鸠尾
巨阙
上脘
中脘
建里
下脘
水分
神阙
阴交
石门
关元
中极
曲骨
气海

会阴

会阴 Huìyīn （NR 1)
曲骨 Qūgǔ （NR 2）
中极 Zhōngjí （NR 3）
关元 Guānyuán （NR 4）
石门 Shímén （NR 5）
气海 Qìhǎi （NR 6）
阴交 Yīnjiāo （NR 7）
神阙 Shénquè （NR 8）
水分 Shuǐfēn （NR 9）
下脘 Xiàwǎn （NR 10）
建里 Jiànlǐ （NR 11）
中脘 Zhōngwǎn （NR 12）
上脘 Shàngwǎn （NR 13）
巨阙 Jùquè （NR 14）
鸠尾 Jiūwěi （NR 15）
中庭 Zhōngtíng （NR 16）
膻中 Dànzhōng （NR 17）
玉堂 Yùtáng （NR 18）
紫宫 Zǐgōng （NR 19）
华盖 Huágài （NR 20）
璇玑 Xuánjī （NR 21）
天突 Tiāntū （NR 22）
廉泉 Liánquán （NR 23）
承浆 Chéngjiāng （NR 24）

任脉腧穴主治病候及主治概要

■ 主治病候：疝气、带下、腹中结块。

■ 主治概要：主治腹、胸、颈、头面的局部病证及相应的内脏器官病症，部分腧穴有强壮作用或可治疗神志病。

名　称	定　位	主　治
会阴	在会阴部，男性当阴囊根部与肛门连线的中点，女性当大阴唇后联合与肛门连线的中点	小便不利，遗尿，遗精，阳痿，月经不调，阴痛，阴痒，痔疾，脱肛，溺水，窒息，产后昏迷，癫狂
曲骨	在前正中线上，耻骨联合上缘的中点处	月经不调，痛经，带下，小便不利，遗尿，遗精，阳痿，阴囊湿疹
中极	在下腹部，前正中线上，当脐下4寸	癃闭，遗尿，尿频，月经不调，带下，痛经，崩漏，阴挺，遗精，阳痿，疝气
关元	在下腹部，前正中线上，当脐中下3寸	虚劳羸瘦，中风脱证，眩晕，阳痿，遗精，月经不调，痛经，闭经，崩漏，带下，不孕，遗尿，小便频数，癃闭，疝气，腹痛，泄泻
石门	在下腹部，前正中线上，当脐中下2寸	小便不利，遗精，阳痿，带下，崩漏，产后恶露不尽，疝气，腹痛，腹胀，水肿，泄泻
气海	在下腹部，前正中线上，当脐中下1.5寸	腹痛，泄泻，便秘，遗尿，阳痿，遗精，闭经，痛经，崩漏，带下，阴挺，疝气，中风脱证，虚劳羸瘦
阴交	在下腹部，前正中线上，当脐中下1寸	腹痛，水肿，泄泻，月经不调，带下，疝气
神阙	在腹中部，脐中央	腹痛，久泻，脱肛，痢疾，水肿，虚脱
水分	在上腹部，前正中线上，当脐中上1寸	腹痛，泄泻，翻胃吐食，水肿，腹胀，小便不利
下脘	在上腹部，前正中线上，当脐中上2寸	腹痛，腹胀，食谷不化，呕吐，泄泻，虚肿，消瘦
建里	在上腹部，前正中线上，当脐中上3寸	胃痛，腹胀，肠鸣，呕吐，不嗜食，水肿
中脘	在上腹部，前正中线上，当脐中上4寸	胃痛，呕吐，吞酸，腹胀，食不化，泄泻，黄疸，咳喘痰多，癫痫，失眠
上脘	在上腹部，前正中线上，当脐中上5寸	胃痛，呕吐，腹胀，吞酸，食不化，吐血，黄疸，癫痫
巨阙	在上腹部，前正中线上，当脐中上6寸	胃痛，吞酸，呕吐，胸痛，心悸，癫狂痫
鸠尾	在上腹部，前正中线上，当剑突下凹陷处	胸闷，心悸，心痛，噎膈，呕吐，腹胀，癫狂痫
中庭	在胸部，当前正中线上，平第5肋间，即胸剑结合部	胸胁胀满，心痛，呕吐，小儿吐乳
膻中	在胸部，当前正中线上，平第4肋间，两乳头连线中点	胸闷，气短，胸痛，心悸，咳嗽，气喘，乳汁少，乳痛，呃逆，呕吐
玉堂	在胸部，当前正中线上，平第3肋间	胸痛，胸闷，咳嗽，气喘，呕吐
紫宫	在胸部，当前正中线上，平第2肋间	咳嗽，气喘，胸痛，胸闷
华盖	在胸部，当前正中线上，平第1肋间	咳嗽，气喘，胸痛，咽喉肿痛
璇玑	在胸部，当前正中线上，天突下1寸	咳嗽，气喘，胸痛，咽喉肿痛，胃中积滞
天突	在颈部，当前正中线上，胸骨上窝中央	咳嗽，哮喘，胸痛，咽喉肿痛，暴喑，瘿气，梅核气，噎膈
廉泉	在颈部，当前正中线上，喉结上方，舌骨上缘凹陷处	舌强不语，舌下肿痛，舌纵涎出，舌本挛急，暴喑，吞咽困难，口舌生疮，咽喉肿痛
承浆	在面部，当颏唇沟的正中凹陷处	面瘫，唇紧，齿龈肿痛，流涎，暴喑，口舌生疮，面痛，消渴，癫痫

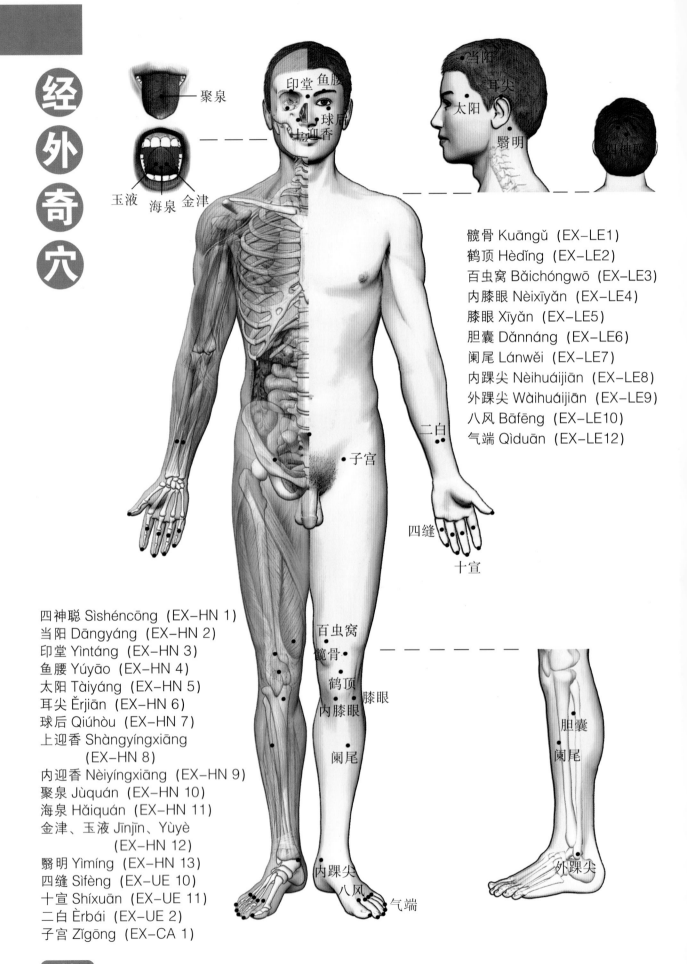

经外奇穴

聚泉

玉液　海泉　金津

印堂　鱼腰
球后
上迎香

当阳
耳尖
太阳
翳明
四神聪

二白

子宫

四缝

十宣

百虫窝
髋骨
鹤顶
膝眼
内膝眼
阑尾

胆囊
阑尾

外踝尖

内踝尖
八风
气端

髋骨 Kuāngǔ　(EX-LE1)
鹤顶 Hèdǐng　(EX-LE2)
百虫窝 Bǎichóngwō (EX-LE3)
内膝眼 Nèixīyǎn　(EX-LE4)
膝眼 Xīyǎn　(EX-LE5)
胆囊 Dǎnnáng　(EX-LE6)
阑尾 Lánwěi　(EX-LE7)
内踝尖 Nèihuáijiān　(EX-LE8)
外踝尖 Wàihuáijiān　(EX-LE9)
八风 Bāfēng　(EX-LE10)
气端 Qìduān　(EX-LE12)

四神聪 Sìshéncōng　(EX-HN 1)
当阳 Dāngyáng　(EX-HN 2)
印堂 Yìntáng　(EX-HN 3)
鱼腰 Yúyāo　(EX-HN 4)
太阳 Tàiyáng　(EX-HN 5)
耳尖 Ěrjiān　(EX-HN 6)
球后 Qiúhòu　(EX-HN 7)
上迎香 Shàngyíngxiāng
　　　(EX-HN 8)
内迎香 Nèiyíngxiāng　(EX-HN 9)
聚泉 Jùquán　(EX-HN 10)
海泉 Hǎiquán　(EX-HN 11)
金津、玉液 Jīnjīn、Yùyè
　　　(EX-HN 12)
翳明 Yìmíng　(EX-HN 13)
四缝 Sìfèng　(EX-UE 10)
十宣 Shíxuān　(EX-UE 11)
二白 Èrbái　(EX-UE 2)
子宫 Zǐgōng　(EX-CA 1)

头颈部穴

名　称	定　位	主　治
四神聪	在头顶部，当百会前后左右各 1 寸，共 4 个穴位	头痛，眩晕，失眠，健忘，癫痫
当阳	在头前部，当瞳孔直上，前发际上 1 寸	偏、正头痛，眩晕，目赤肿痛
印堂	在额部，当两眉头之中间	头痛，眩晕，失眠，小儿惊风，鼻塞，鼻渊，鼻衄，眉棱骨痛，目痛
鱼腰	在额部，瞳孔直上，眉毛中	目赤肿痛，目翳，眼睑瞤动，眉棱骨痛
太阳	在颞部，当眉梢与目外眦之间，向后约一横指的凹陷处	头痛，目疾，齿痛，面痛
耳尖	在耳廓的上方，当折耳向前，耳廓上方的尖端处	目赤肿痛，目翳，麦粒肿，咽喉肿痛
球后	当眶下缘外 1/4 与内 3/4 交界处	目疾
上迎香	在面部，当鼻翼软骨与鼻甲的交界处，近鼻唇沟上端处	鼻塞，鼻渊，目赤肿痛，迎风流泪，头痛
内迎香	在鼻孔内，当鼻翼软骨与鼻甲交界的黏膜处	鼻疾，目赤肿痛
聚泉	张口伸舌，在口腔内，当舌背正中缝的中点处	舌强，舌缓，食不知味，消渴，气喘
海泉	在口腔内，当舌下系带中点处	舌体肿胀，舌缓不收，消渴
金津、玉液	在口腔内，当舌下系带两旁之静脉上，左称金津，右称玉液	舌强不语，舌肿，口疮，呕吐，消渴
翳明	在项部，当翳风后 1 寸	目疾，耳鸣，失眠，头痛
颈百劳	在颈部，当大椎直上 2 寸，后正中线旁开 1 寸	颈项强痛，咳嗽，气喘，骨蒸潮热，盗汗

胸腹部穴

名　称	定　位	主　治
子宫	在下腹部，当脐中下 4 寸，中极旁开 3 寸	子宫脱垂，不孕，痛经，崩漏，月经不调

背部穴

名　称	定　位	主　治
定喘	在背部，在第 7 颈椎棘突下，旁开 0.5 寸	哮喘，咳嗽，落枕，肩背痛，上肢疼痛不举
夹脊	在背腰部，当第 1 胸椎至第 5 腰椎棘突下两侧，后正中线旁开 0.5 寸，一侧 17 个穴位	胸 1~5 夹脊：心肺、胸部及上肢疾病，胸 6~12 夹脊：胃肠、脾、肝、胆疾病，腰 1~5 夹脊：下肢疼痛，腰、骶、小腹部疾病
胃脘下俞	在背部，当第 8 胸椎棘突下，旁开 1.5 寸	胃痛，腹痛，胸胁痛，消渴，胰腺炎
痞根	在腰部，当第 1 腰椎棘突下，旁开 3.5 寸	腰痛，痞块，癥瘕
下极俞	在腰部，当后正中线上，第 3 腰椎棘突下	腰骶痛，痛经，崩漏，月经不调，遗尿
腰眼	在腰部，当第 4 腰椎棘突下，旁开 3.5 寸凹陷中	腰痛，尿频，月经不调，带下
十七椎	在腰部，当后正中线上，第 5 腰椎棘突下	腰骶痛，痛经，崩漏，月经不调，遗尿
腰奇	在骶部，当尾骨端直上 2 寸，骶角之间凹陷中	便秘，癫痫，失眠，头痛

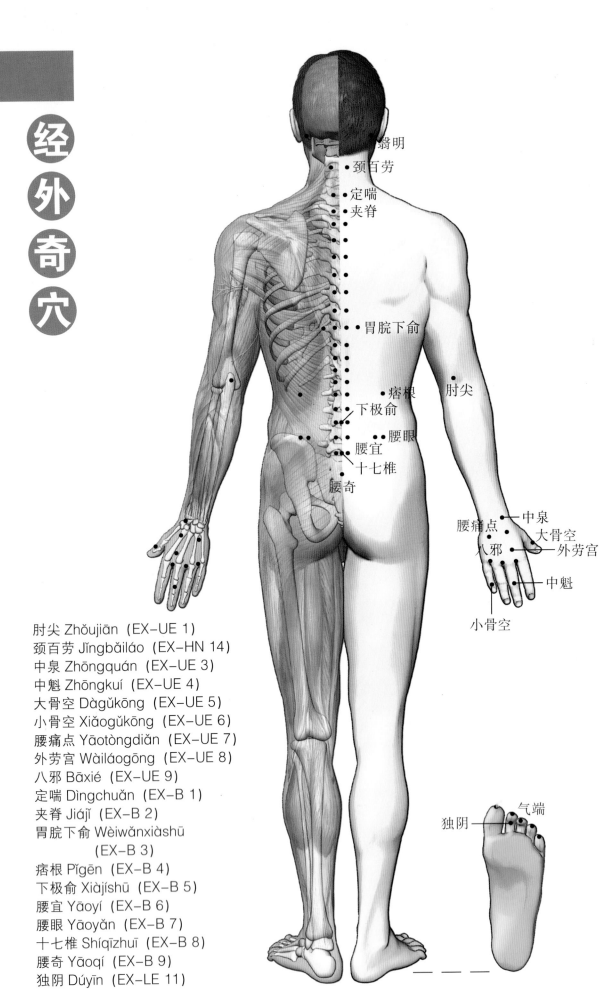

经外奇穴

翳明
颈百劳
定喘
夹脊

胃脘下俞

痞根
下极俞
腰眼
腰宜
十七椎
腰奇

肘尖

腰痛点　中泉
大骨空
八邪　外劳宫
中魁

小骨空

独阴　气端

肘尖 Zhǒujiān（EX-UE 1）
颈百劳 Jǐngbǎiláo（EX-HN 14）
中泉 Zhōngquán（EX-UE 3）
中魁 Zhōngkuí（EX-UE 4）
大骨空 Dàgǔkōng（EX-UE 5）
小骨空 Xiǎogǔkōng（EX-UE 6）
腰痛点 Yāotòngdiǎn（EX-UE 7）
外劳宫 Wàiláogōng（EX-UE 8）
八邪 Bāxié（EX-UE 9）
定喘 Dìngchuǎn（EX-B 1）
夹脊 Jiájǐ（EX-B 2）
胃脘下俞 Wèiwǎnxiàshū
　　　　（EX-B 3）
痞根 Pǐgēn（EX-B 4）
下极俞 Xiàjíshū（EX-B 5）
腰宜 Yāoyí（EX-B 6）
腰眼 Yāoyǎn（EX-B 7）
十七椎 Shíqīzhuī（EX-B 8）
腰奇 Yāoqí（EX-B 9）
独阴 Dúyīn（EX-LE 11）

上肢部穴

名　称	定　位	主　治
肘尖	在肘后部，屈肘，当尺骨鹰嘴的尖端	痈疽，疔疮，瘰疬
二白	在前臂掌侧，腕横纹上4寸，桡侧腕屈肌腱的两侧，一侧2个穴	痔疮，脱肛，前臂痛，胸胁痛
中泉	在腕背侧横纹中，当指总伸肌腱桡侧凹陷处	胸胁胀满，咳嗽，气喘，心痛，胃脘疼痛，掌中热
中魁	在中指背侧近侧指间关节中点处	牙痛，鼻出血，噎膈，翻胃，呕吐
大骨空	在拇指背侧指间关节中点处	目痛，目翳，吐泻，衄血
小骨空	在小指背侧近端指间关节中点处	目赤肿痛，目翳，咽喉肿痛
腰痛点	在手背侧，当第2、3掌骨与第4、5掌骨之间，当腕横纹与掌指关节中点处，一侧2穴，左右共4个穴	急性腰扭伤
外劳宫	在手背侧，当第2、3掌骨之间，掌指关节后0.5寸	落枕，手指麻木，手指屈伸不利
八邪	在手背侧，第1~5指间，指蹼缘后方赤白肉际处，左右共8个穴位	烦热，目痛，毒蛇咬伤，手背肿痛，手指麻木
四缝	在第2~5指掌侧，近端指关节的中央，一侧4个穴	小儿疳疾，百日咳
十宣	在手十指尖端，距指甲游离缘0.1寸，左右共10个穴	昏迷，高热，晕厥，中暑，癫痫，咽喉肿痛

下肢部穴

名　称	定　位	主　治
髋骨	在大腿前面下部，当梁丘两旁各1.5寸，一侧2个穴，左右共4个穴	鹤膝风，下肢痿痹
鹤顶	在膝上部，髌底的中点上方凹陷处	膝关节酸痛，腿足无力，鹤膝风
百虫窝	在大腿内侧，髌底内侧上3寸，即血海上1寸	皮肤瘙痒，风疹，湿疹，疮疡，蛔虫病
内膝眼	屈膝，在髌韧带内侧凹陷处	膝肿痛
膝眼	屈膝，在髌韧带两侧凹陷处，在内侧的称内膝眼，在外侧的称外膝眼	膝肿痛，脚气
胆囊	在小腿外侧上部，当腓骨小头前下方凹陷处（阳陵泉）直下2寸	急慢性胆囊炎，胆石症，胆绞痛，胆道蛔虫症
阑尾	在小腿前侧上部，当犊鼻下5寸，胫骨前缘旁开一横指	急慢性阑尾炎
内踝尖	在足内侧面，内踝的凸起处	乳蛾，齿痛，小儿不语，霍乱转筋
外踝尖	在足外侧面，外踝的凸起处	十趾拘急，脚外廉转筋，脚气，齿痛，重舌
八风	在足背侧，第1~5趾间，趾蹼缘后方赤白肉际处，一侧4个穴，左右共8个穴	趾痛，毒蛇咬伤，足跗肿痛，脚气
独阴	在足第2趾的跖侧远侧趾间关节的中点	胸胁痛，卒心痛，呕吐，胞衣不下，月经不调，疝气
气端	在足十趾尖端，距趾甲游离缘0.1寸，左右共10个穴	足趾麻木，足背红肿疼痛，中风

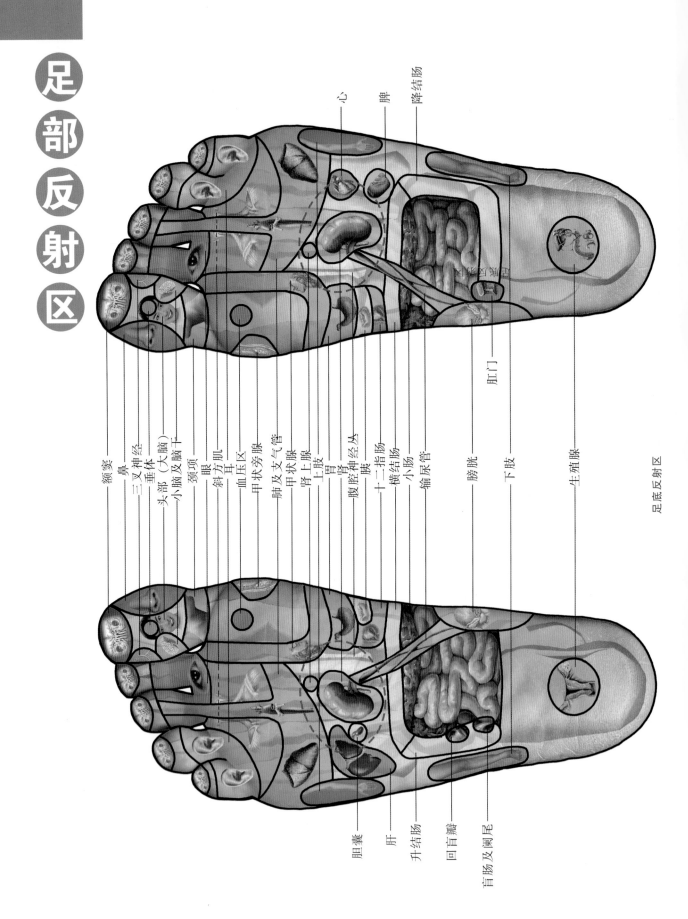

足部反射区

心
脾
降结肠

额窦
鼻
三叉神经
垂体（大脑）
头部（大脑）
小脑及脑干
颈项
眼
斜方肌
耳
血压区
甲状旁腺
肺及支气管
甲状腺
肾上腺
上肢
胃
肾
腹腔神经丛
胰
十二指肠
横结肠
小肠
输尿管
膀胱
下肢
肛门
生殖腺

胆囊
肝
升结肠
回盲瓣
盲肠及阑尾

足底反射区

42

名　称	主　治
肾	腰痛，阳痿早泄，月经不调，气喘，尿频，足跟痛，水肿，关节炎，高血压，慢性支气管炎
输尿管	尿频，尿急，尿痛，尿不尽，便血，腹痛，肾积水
膀胱	遗尿，尿不尽，尿频，腹痛
额窦	头痛，头晕，失眠，鼻塞
垂体	多汗，月经不调，粉刺
三叉神经	偏头痛，面瘫，面痛
小脑及脑干	头痛，头晕，中风，走路不稳
鼻	鼻塞，流鼻涕，鼻炎，鼻出血，感冒，头痛
头部（大脑）	头痛，头晕，失眠，健忘，高血压等
眼	眼睛肿痛，视物模糊，眼睛疲劳
耳	耳鸣，耳聋，眩晕，晕船，耳痛
颈项	落枕，颈酸痛，咽部异物感，头痛，头晕
血压区	位于颈项反射区中间。颈项酸痛，头晕，头痛，恶心
颈椎	颈僵硬，颈酸痛，上肢麻木，头痛，头晕
甲状旁腺	抽筋、手足麻痹或痉挛，指甲脆弱
甲状腺	多汗，盗汗，自汗，四肢末端肥大等
肾上腺	哮喘，心慌，多汗，关节疼痛
斜方肌	颈部及肩背酸痛，手酸麻，落枕等
肺及支气管	哮喘，胸闷，气短，自汗，鼻塞，便秘，腹泻等
心	位于左脚。心痛，心慌，气短，自汗，呼吸困难
脾	位于左脚。食欲不振，发热，免疫功能低下，贫血，高血压，肌肉酸痛，舌炎，唇炎，皮肤病等
胃	消化不良，胃痛，恶心，呕吐，腹胀，打嗝
胰	呕吐，腹痛，多饮、多食、多尿
十二指肠	腹胀，腹痛，食欲不振，消化不良等
小肠	腹痛，腹泻，便秘，消化不良，心慌，失眠，贫血等
横结肠	腹泻，腹痛，便秘，泄泻
降结肠	腹泻，腹痛，便秘，结肠炎等
乙状结肠及直肠	腹痛，腹泻，便血
肛门	便秘，便血
肝	位于右脚。眼干，眩晕，胁痛，阳痿，月经不调，易怒，偏头痛
胆囊	位于右脚。胁痛，厌食，恶心，失眠，健忘
盲肠及阑尾	位于右脚。腹胀，便秘，腹痛
回盲瓣	位于右脚。恶心，呕吐，消化不良，便秘，便溏
升结肠	位于右脚。腹泻，腹痛，便秘，腹胀
腹腔神经丛	腹胀，腹泻，胃痛，胸闷，打嗝等
失眠区	神经衰弱，失眠，健忘
生殖腺	性功能低下，阳痿，早泄，遗精，白带，月经不调，痛经，更年期综合征等
盆腔	盆腔炎，月经不调，白带增多，阴痒

足部反射区

足背反射区

上身淋巴腺

胸
内耳迷路
耳
眼

横膈膜
胸部淋巴腺
喉与气管及食管
颈项
扁桃体
下颌
上颌
鼻

腹股沟
骶骨区
祛骶区
下身淋巴腺
闪腰区
肋骨

足内侧反射区

鼻
颈
肋骨
闪腰区
甲状旁腺
胸椎
腰椎
膀胱
骶骨

腹股沟
下身淋巴腺
直肠及肛门
髋关节
尾骨内侧
尿道及阴道
前列腺或子宫

足外侧反射区

胸
横膈膜
闪腰区
内耳迷路
肩
肩胛骨
肘
膝

上身淋巴腺
下腹部
髋关节
肋骨
生殖腺
尾骨外侧

名　称	主　治
胸椎	肩背酸痛，多汗，咳嗽，胸闷，心慌等
腰椎	腰背酸痛，腰椎间盘突出，腰部疼痛，腿麻，阳痿，早泄，月经不调，便秘，泄泻
骶骨	腰骶部疼痛，便秘，泄泻，骶椎受伤等
尾骨内侧	臀部及下肢疼痛，阳痿，早泄，月经不调，排尿困难，疝气等
前列腺或子宫	阳痿，早泄，遗精，月经不调
尿道及阴道	排尿困难，尿急，尿频，遗尿，月经不调等
髋关节	髋关节痛，坐骨神经痛，腰背痛，便秘，阳痿，遗精等
直肠及肛门	痔疮，便秘，便血，泄泻
腹股沟	阳痿，早泄，月经不调，遗精，遗尿等
坐骨神经	臀及下肢疼痛
尾骨外侧	臀部疼痛，便秘，痛经
下腹部	痛经，月经不调，便秘，尿频，尿急，尿痛，阳痿，早泄等
膝	膝关节痛等
下肢	下肢神经痛，下肢疼痛、扭伤，踝关节扭伤等
肘	肘关节酸痛、扭伤
上肢	肩周炎及上臂、肘、腕关节受伤等
肩	颈肩痛，上肢酸痛，手麻等
肩胛骨	落枕，肩背酸痛，肩关节活动障碍等
上、下颌	牙痛，口腔溃疡，口臭，牙周病，牙龈炎，味觉障碍，打鼾等
扁桃体	发热，感冒，咳嗽，上呼吸道感染，扁桃体炎症（扁桃体肿胀、化脓、肥大等）
喉与气管及食管	咽炎，喉痛，咳嗽，气喘，感冒，声音嘶哑，咽部异物感
胸部淋巴腺	各种炎症，发热，感冒，胸痛，胸闷，心慌
内耳迷路	头晕，眼花，晕车，晕船，耳鸣，昏迷等
胸	乳房肿胀，胸闷，哮喘，心慌，吞咽困难，胸痛，气短等
横膈膜	打嗝不止，腹胀痛，恶心，呕吐等
肋骨	胸痛，胸闷等
上身淋巴腺	各种炎症，疼痛，易感冒，自汗等
下身淋巴腺	各种炎症，发烧，易感冒，各种疼痛
祛痰区	咳嗽，胸闷，气喘等
闪腰区	闪腰，腰痛，便秘，大便干燥等

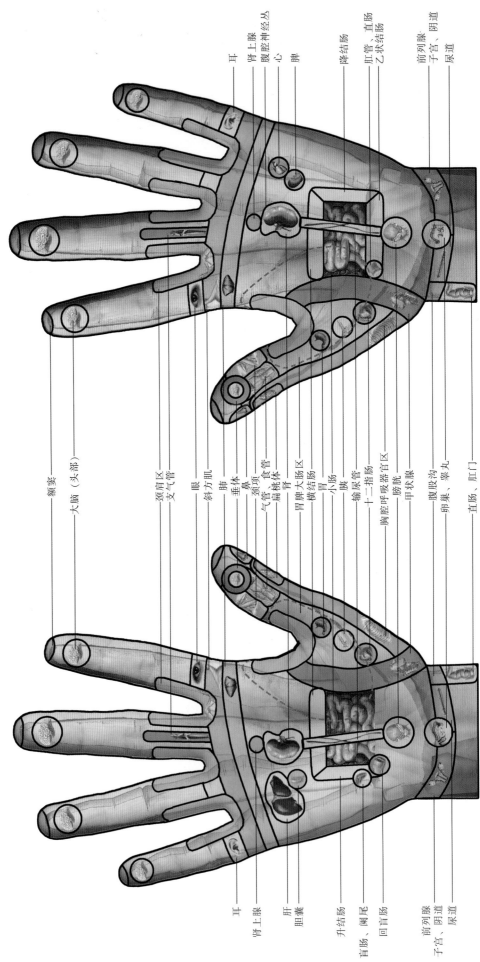

手掌反射区

耳
肾上腺
腹腔神经丛
心
脾
降结肠
肛管、直肠
乙状结肠
前列腺
子宫、阴道
尿道

额窦
大脑（头部）
颈肩区
支气管
眼
斜方肌
鼻
垂体
颈项
气管、食管
扁桃体
胃脾大肠区
横结肠
胃
小肠
胰
输尿管
十二指肠
胸腔呼吸器官区
膀胱
甲状腺
腹股沟
卵巢、睾丸
直肠、肛门

耳
肾上腺
肝
胆囊
升结肠
盲肠、阑尾
回盲肠
前列腺
子宫、阴道
尿道

名　称	主　治
大脑（头部）	头晕，失眠，高血压等
额窦	头痛，失眠，流鼻涕，视物模糊等
小脑、脑干	头痛，眩晕，失眠，记忆力减退等
垂体	月经不调，心痛，心慌等
三叉神经	偏头痛，牙痛，眼眶痛，三叉神经痛
眼	近视眼，眼痛，眼痒，迎风流泪
耳	耳鸣，耳聋，眩晕，晕船等
内耳迷路	头晕，耳鸣，走路不稳
鼻	鼻出血，鼻塞，不闻香臭，头痛，喷嚏
喉、气管	咽痛，咽痒，咳嗽，气喘，声音嘶哑等
舌、口腔	口舌生疮，口腔溃疡，口干唇裂，口唇疱疹等
扁桃体	感冒，咽喉肿痛，发热等
上、下颌	牙痛，口腔溃疡，打鼾等
颈项	颈项酸痛，头痛，肩部疼痛，高血压等
斜方肌	颈、肩、背部疼痛，落枕等
胸、乳房	胸部疾患，感冒，鼻塞，咳嗽，胸闷，心慌，乳房胀痛
心	失眠，心痛，心慌等
肺、支气管	胸闷，胸痛，感冒，鼻塞，咳嗽，鼻炎，便秘，腹泻等
膈、横膈膜	腹痛，恶心，呕吐，打嗝不止等
肝	右上腹疼痛，消化不良，月经不调，眼病，眩晕，扭伤
胆囊	右上腹疼痛，厌食，消化不良，失眠等
头颈淋巴结	眼痛，耳鸣，鼻塞，牙痛，易感冒等
甲状腺	烦躁，肥胖等
甲状旁腺	四肢肥大，眼突，消瘦，腹胀，心慌
胸腺淋巴结	发热，易感冒，乳房胀痛，乳腺炎等
上身淋巴结	各种发热，腹痛，易感冒
脾	发热，口舌生疮，肌肉酸痛，消化不良等
下身淋巴结	腹痛，月经不调
腹腔神经丛	腹泻，胸闷，烦躁，失眠，头痛，阳痿，早泄，月经不调
肾上腺	阳痿，早泄，月经不调，性欲亢进或低下
肾	阳痿，早泄，月经不调，性欲亢进或低下
输尿管	尿频，尿急，尿血，尿痛，尿不尽
膀胱	腹痛，尿频，尿急等

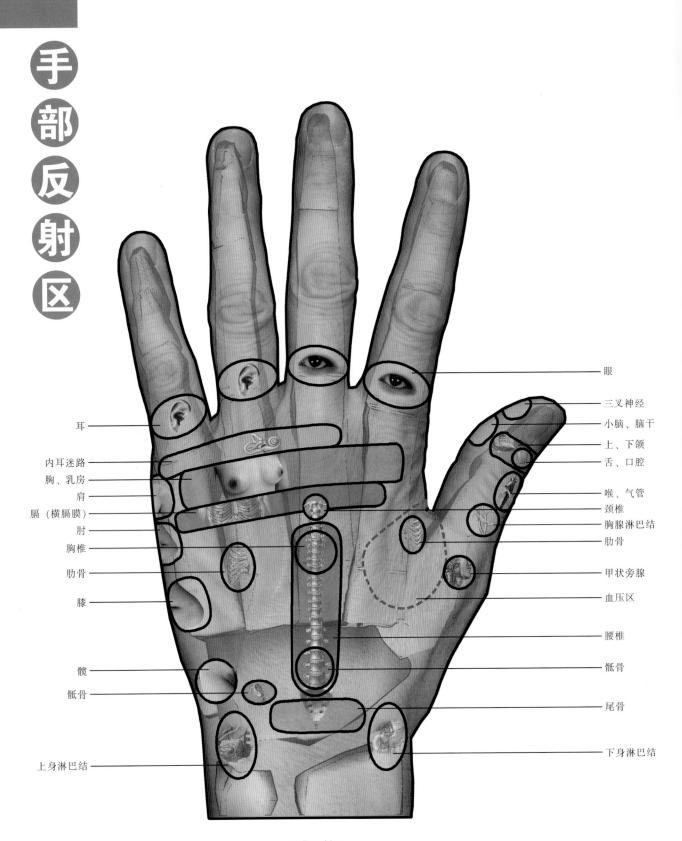

眼

三叉神经

小脑、脑干

上、下颌

舌、口腔

喉、气管

颈椎

胸腺淋巴结

肋骨

甲状旁腺

血压区

腰椎

骶骨

尾骨

下身淋巴结

耳

内耳迷路

胸、乳房

肩

膈（横膈膜）

肘

胸椎

肋骨

膝

髋

骶骨

上身淋巴结

手背反射区

名　称	主　治
卵巢、睾丸	生殖系统疾病
前列腺、子宫、阴道、尿道	阳痿，早泄，月经不调，尿急，尿痛
腹股沟	生殖系统疾病，性欲低下，阳痿，早泄，月经不调，尿频
食管、气管	胸闷，胸痛，打嗝
胃	消化不良，胃痛，腹胀，便秘，泄泻
胰腺	消化不良，消瘦，尿频
十二指肠	腹痛，食欲不振，消化不良等
小肠	腹泻，腹胀，消化不良，心律失常，失眠等
大肠	便秘，便血，肛门疼痛，腹痛
盲肠、阑尾	腹泻，腹胀，便秘，消化不良，腹痛等
回盲瓣	下腹胀气，腹痛等
升结肠	腹泻，腹痛，便秘，腹胀
横结肠	腹泻，腹痛，便秘，腹胀
降结肠	腹泻，腹痛，便秘，腹胀
乙状结肠	便秘，腹泻，便血，肛门疼痛
肛管、直肠	肛门疼痛，便血，便秘，脱肛等
直肠、肛门	肛门疼痛，便血，便秘，脱肛等
脊柱	颈部疼痛、酸胀，背部不适，腰痛等
颈椎	颈肩酸痛或僵硬等
胸椎	胸痛，胸闷，咳嗽，心慌等
腰椎	腰痛，便秘，泄泻
骶骨	腰骶劳损，疼痛，便秘等
尾骨	骶尾骨部疼痛，便秘等
肋骨	呼吸不利，胸胁疼痛等
肩	肩关节炎，肩部疼痛，上肢不举
肘	肘部疼痛，肘关节炎
髋	髋关节疼痛，肩关节疼痛，腰背痛，坐骨神经痛
膝	膝关节疼痛，肘关节疼痛
颈肩区	头痛，眩晕，耳鸣，颈肩部疼痛
胸腔呼吸器官区	胸闷，咳嗽，气喘等呼吸系统病症
胃脾大肠区	消化不良，食欲不振，腹胀，腹泻，便秘，腹痛
血压区	头痛，眩晕，呕吐，便秘等

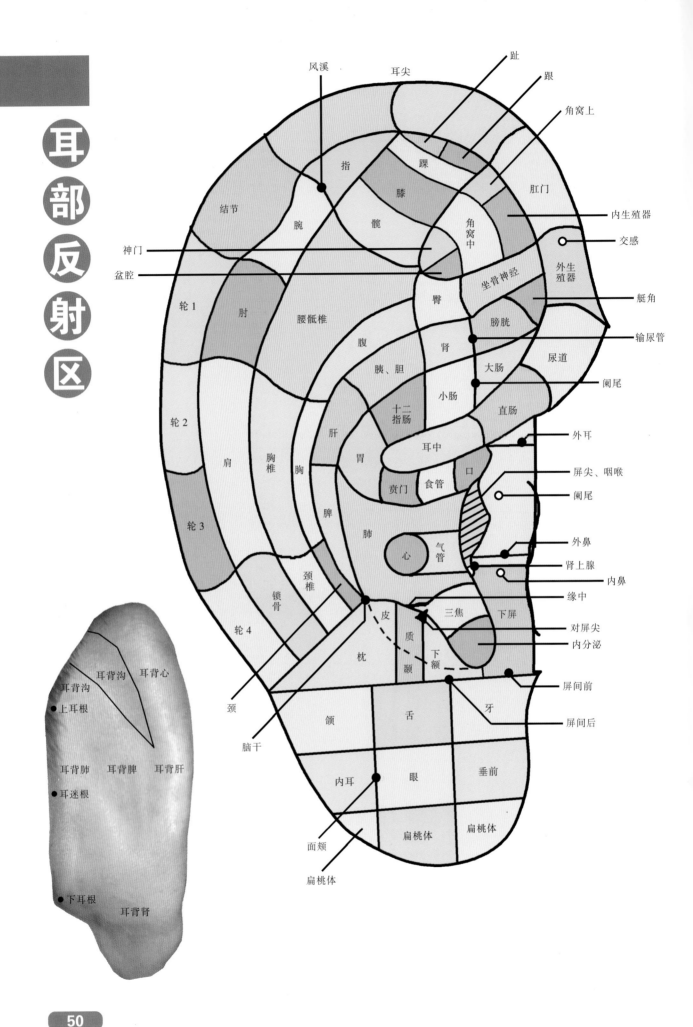

耳部反射区

风溪　耳尖　趾　跟　角窝上

指　踝　膝　肛门　内生殖器

结节　腕　髋　角窝中　交感

神门　坐骨神经　外生殖器

盆腔　臀　膀胱　艇角

轮1　肘　腰骶椎　肾　输尿管

腹　大肠　尿道

胰、胆　小肠　阑尾

轮2　肝　十二指肠　直肠

肩　胸椎　胃　耳中　外耳

胸　食管　屏尖、咽喉

脾　贲门　口　阑尾

轮3　肺　气管　外鼻

颈椎　心　肾上腺

锁骨　内鼻

轮4　皮　缘中

枕　质颊　三焦　下屏　对屏尖

颈　下额　内分泌

脑干　颌　舌　牙　屏间前

　　　　　　　　　　　屏间后

内耳　眼　垂前

面颊　扁桃体　扁桃体

扁桃体

耳背沟　耳背心

耳背沟

上耳根

耳背肺　耳背脾　耳背肝

耳迷根

下耳根

耳背肾

名　称	主　治
耳中	打嗝，消化不良
直肠	便秘，腹泻，便血等
尿道	尿频，尿急，尿痛等
外生殖器	外阴瘙痒，阳痿，早泄等
肛门	便血，便秘，肛门瘙痒，泄泻等
耳尖	发热，眩晕，外耳道炎，痛症，顽固性失眠等
结节	腹痛，眼突，头晕，头痛等
耳轮（轮1，轮2，轮3，轮4）	发热，感冒，咳嗽等
风溪	荨麻疹，皮肤瘙痒，过敏性鼻炎，哮喘等
上肢（指、腕、肘、肩、锁骨）	上肢相应部位疼痛等
下肢（跟、趾、踝、膝、髋）	下肢相应部位扭伤、疼痛等
坐骨神经	臀及下肢疼痛，下肢瘫痪等
交感	心绞痛，阳痿，早泄，月经不调，心悸，多汗，失眠等
脊椎（腰骶椎、胸椎、颈椎）	相应部位疼痛，头晕，胸闷，阳痿，便秘等
躯干（颈、胸、腹、臀）	相应部位疼痛，头晕，胸闷，心慌，月经不调，阳痿，早泄，便秘等
角窝上	头痛，眩晕，眼干涩等
内生殖器	痛经，月经不调等
角窝中	急左上腹疼痛，厌食，咳喘，近视眼等

名　称	主　治
神门	抑郁症，癫狂，失眠，多梦，各种痛症，哮喘，眩晕
盆腔	痛经，月经不调等
上屏	消瘦、尿频，尿崩，咽炎，单纯性肥胖症等
下屏	多食，多饮，尿频，鼻塞，打喷嚏等
外耳	耳聋，耳鸣，听力减退等
屏尖	各种原因引起的发热，疼痛，牙痛等
外鼻	鼻塞，鼻出血，鼻部痤疮等
肾上腺	眩晕，哮喘，关节疼痛，鼻塞，咽部异物感等
咽喉	咽部异物感，咽部疼痛，声音嘶哑等
内鼻	感冒鼻塞，流涕，鼻出血等
屏间前	视物模糊，迎风流泪
额	前额痛，头痛，头晕，失眠，多梦等
屏间后	视物模糊，迎风流泪
颞	偏头痛，头昏，头晕等
枕	头痛，眩晕，哮喘，失眠，健忘等
皮质下	痛症，神经衰弱，智能发育不全，腹泻，高血压，心律失常等

名　称	主　治
对屏尖	哮喘，皮肤瘙痒，阳痿，早泄，面部疼痛等
缘中	遗尿，痛经，智力低下，月经不调，健忘等
脑干	偏瘫，健忘，失眠，抽搐，头痛等
消化道（口、食管、贲门、胃、十二指肠、小肠、大肠、阑尾）	消化不良，吞咽困难，恶心，呕吐，食欲不振，腹痛，腹泻，便秘
艇角	尿痛，阳痿，早泄，尿频，尿急等
泌尿系统（膀胱、输尿管、肾）	腰痛，遗尿，耳鸣，遗精，阳痿，早泄，月经不调，尿痛
胰、胆	恶心，腹痛，带状疱疹，耳鸣，口苦等
肝	呕吐，视物模糊，眩晕，月经不调，目赤肿痛等
艇中	腹痛，腹胀，耳鸣，面痛，听力减退等
脾	腹胀，腹泻，便秘，食欲不振，四肢痛，内脏下垂，失眠等
心	胸闷，心慌，气短，自汗，盗汗，癔病，口舌生疮，心悸怔忡，失眠，健忘等
气管	咳嗽，气喘，发热，咽部异物感，感冒等
肺	咳喘，胸闷，声音嘶哑，皮肤瘙痒，便秘，自汗，盗汗等
三焦	便秘，腹胀，水肿，耳鸣，耳聋等
内分泌	阳痿，遗精，痛经，月经不调，痤疮等
牙	牙痛等

名　称	主　治
舌	口舌生疮，声音嘶哑，失语等
颌	牙痛等
垂前	健忘，失眠，多梦，牙痛等
眼	视物模糊，目赤肿痛，迎风流泪等
内耳	眩晕，耳聋，耳鸣，听力减退，头昏等
面颊	面痛，痤疮，口眼㖞斜等
扁桃体	声音嘶哑，咽部异物感，发热等
耳背心	心悸，失眠，多梦，头痛等
耳背肺	感冒，鼻塞，咳嗽，哮喘，皮肤瘙痒等
耳背脾	胃痛，消化不良，食欲不振，腹胀，腹泻等
耳背肝	眩晕，眼干，胁痛，头痛，阳痿，月经不调等
耳背肾	头痛，眩晕，健忘，失眠，阳痿，早泄，月经不调等
耳背沟	眩晕，皮肤瘙痒等
上耳根	头痛，鼻出血，偏瘫，哮喘等
耳迷根	心慌，鼻出血，胁痛，腹痛，腹泻等
下耳根	眩晕，多汗，盗汗，下肢瘫痪等

百种病症快速选穴

(各穴位下角数字为该穴位图所在页码)

病 症	选 穴	病 症	选 穴
上肢不遂	肩髃$_6$ 曲池$_6$ 上廉$_6$ 阳溪$_6$ 合谷$_6$	胎位不正	至阴$_{18}$
下肢不遂	环跳$_{28}$ 阳陵泉$_{28}$ 足三里$_8$ 悬钟$_{28}$	难产	三阴交$_{12}$ 合谷$_6$ 至阴$_{18}$
口噤不开	下关$_8$ 合谷$_6$	乳少	乳根$_8$ 膻中$_{36}$ 少泽$_{16}$ 足三里$_8$
中风闭证	十二井穴* 水沟$_{34}$ 涌泉$_{22}$	子宫脱垂	百会$_{34}$ 气海$_{36}$ 维道$_{28}$ 子宫$_{38}$
中风脱证	关元$_{36}$ 神阙$_{36}$	小儿遗尿	中极$_{36}$ 膀胱俞$_{18}$ 三阴交$_{12}$ 百会$_{34}$
眩晕	百会$_{34}$ 风池$_{28}$ 足三里$_8$ 太冲$_{32}$	小儿惊风	水沟$_{34}$ 印堂$_{38}$ 三阴交$_{12}$ 太冲$_{32}$
高血压	合谷$_6$ 曲池$_6$ 太冲$_{32}$ 太溪$_{22}$	小儿疳积	中脘$_{36}$ 四缝$_{38}$ 足三里$_8$
头痛	百会$_{34}$ 太阳$_{38}$ 风池$_{28}$ 太冲$_{32}$	小儿食积	足三里$_8$ 天枢$_8$ 建里$_{36}$
巅顶痛	百会$_{34}$ 太冲$_{32}$	小儿脑瘫	百会$_{34}$ 四神聪$_{38}$ 足三里$_8$ 太溪$_{22}$
偏头痛	太阳$_{38}$ 颔厌$_{28}$ 风池$_{28}$ 足临泣$_{28}$	风疹	曲池$_6$ 合谷$_6$ 血海$_{12}$ 悬钟$_{28}$
三叉神经痛	攒竹$_{18}$ 四白$_8$ 下关$_8$ 合谷$_6$	疔疮	身柱$_{34}$ 大椎$_{34}$ 曲池$_6$ 委中$_{18}$
面瘫	阳白$_{28}$ 下关$_8$ 翳风$_{26}$ 合谷$_6$	腮腺炎	翳风$_{26}$ 角孙$_{26}$ 外关$_{26}$ 合谷$_6$
面肌痉挛	下关$_8$ 颧髎$_{16}$ 翳风$_{26}$ 风池$_{28}$	乳腺炎	肩井$_{28}$ 天宗$_{16}$ 少泽$_{16}$ 太冲$_{32}$
腰痛	肾俞$_{18}$ 腰阳关$_{34}$ 委中$_{18}$ 腰痛点$_{40}$	乳腺小叶增生	屋翳$_8$ 乳根$_8$ 天宗$_{16}$ 丰隆$_8$
胁痛	期门$_{32}$ 阳陵泉$_{28}$ 日月$_{28}$ 太冲$_{32}$	阑尾炎	阑尾$_{36}$ 上巨虚$_8$ 天枢$_8$ 合谷$_6$
肩关节痛	臂臑$_6$ 肩髃$_6$ 肩髎$_{26}$ 臑俞$_{16}$	痔疮	次髎$_{18}$ 长强$_{34}$ 承山$_{18}$ 二白$_{38}$
膝关节痛	阿是穴 犊鼻$_8$ 内膝眼$_{38}$ 膝关$_{32}$	疝气	气冲$_8$ 三阴交$_{12}$ 大敦$_{32}$ 五枢$_{28}$
痫证发作	百会$_{34}$ 水沟$_{34}$ 内关$_{24}$ 涌泉$_{22}$	踝关节扭伤	丘墟$_{28}$ 商丘$_{12}$ 申脉$_{18}$ 悬钟$_{28}$
痫证间歇期	印堂$_{38}$ 鸠尾$_{36}$ 丰隆$_8$ 太冲$_{32}$	腰扭伤	腰痛点$_{40}$ 后溪$_{16}$ 水沟$_{34}$
癫狂	心俞$_{18}$ 膻中$_{36}$ 丰隆$_8$ 神门$_{14}$	落枕	外劳宫$_{40}$ 阿是穴 天窗$_{16}$
不寐	四神聪$_{38}$ 神门$_{14}$ 三阴交$_{12}$ 照海$_{22}$	肱骨外上髁炎	阿是穴 手三里$_6$ 合谷$_6$
抑郁焦虑	百会$_{34}$ 神门$_{14}$ 三阴交$_{12}$ 太冲$_{32}$	丹毒	合谷$_6$ 曲池$_6$ 阿是穴 委中$_{18}$
心悸	内关$_{24}$ 神门$_{14}$ 心俞$_{18}$ 巨阙$_{36}$	带状疱疹	局部围刺 夹脊$_{40}$ 合谷$_6$ 行间$_{32}$
风寒感冒	大椎$_{34}$ 风门$_{18}$ 列缺$_4$ 风池$_{28}$	扁平疣	合谷$_6$ 太冲$_{32}$ 三阴交$_{12}$ 血海$_{12}$
风热感冒	大椎$_{34}$ 曲池$_6$ 外关$_{26}$ 合谷$_6$	神经性皮炎	阿是穴 曲池$_6$ 血海$_{12}$ 三阴交$_{12}$
咳嗽	肺俞$_{18}$ 尺泽$_6$ 列缺$_4$ 定喘$_{40}$	痤疮	合谷$_6$ 曲池$_6$ 内庭$_8$ 风门$_{18}$
哮喘	肺俞$_{18}$ 天突$_{36}$ 定喘$_{40}$ 足三里$_8$	斑秃	百会$_{34}$ 阿是穴 足三里$_8$ 三阴交$_{12}$

*十二井穴，十二经脉井穴的总称。即少商（肺经）、商阳（大肠经）、厉兑（胃经）、隐白（脾经）、少冲（心经）、少泽（小肠经）、至阴（膀胱经）、涌泉（肾经）、中冲（心包经）、关冲（三焦经）、足窍阴（胆经）、大敦（肝经）。此处十二井穴指手三阴三阳经脉井穴，左右共十二个。

病　症	选　穴	病　症	选　穴
肺结核	肺俞18 膏肓18 足三里8 太溪22	目赤肿痛	太阳38 睛明18 太冲32 外关26
疟疾	大椎34 后溪16 间使24 足临泣28	麦粒肿	四白8 太阳38 行间32 液门26
呃逆	内关24 膈俞18 足三里8 翳风26	近视	睛明18 光明28 四白8 肝俞18
呕吐	中脘36 内关24 足三里8 公孙12	耳鸣、耳聋	翳风26 听会28 完骨28 中渚26
胃痛	中脘36 内关24 足三里8	鼻窦炎	迎香6 印堂38 上星34 通天18
腹痛	中脘36 神阙36 足三里8 上巨虚8	牙痛	合谷6 颊车8 下关8 内庭8
泄泻	天枢8 阴陵泉12 上巨虚8 脾俞18	咽喉肿痛	天容16 翳风26 照海22 鱼际4
痢疾	天枢8 上巨虚8 三阴交12 合谷6	口疮	地仓8 合谷6 劳宫24 阿是穴
便秘	天枢8 支沟26 上巨虚8 腹结12	晕厥	水沟34 中冲24 涌泉22 足三里8
脱肛	百会34 长强34 大肠俞18 足三里8	虚脱	素髎34 水沟34
黄疸	至阳34 胆俞18 阳陵泉28 腕骨16	高热	大椎34 十宣38 曲池6 耳尖38
小便不利	中极36 三阴交12 阴陵泉12 肾俞18	抽搐	百会34 印堂38 水沟34 太冲32
水肿	肾俞18 三焦俞18 水分36 阴陵泉12	心绞痛	心俞18 足三里8 内关24 膻中36
遗精	关元36 志室18 三阴交12 照海22	胆绞痛	胆俞18 期门32 日月28 阳陵泉28
阳痿	肾俞18 关元36 三阴交12 中极36	肾绞痛	肾俞18 关元36 次髎18 三阴交12
月经先期	关元36 血海12 三阴交12	咯血	尺泽4 肺俞18 鱼际4 孔最4
月经后期	气海36 三阴交12 肾俞18 足三里8	吐血	膈俞18 胃俞18 公孙12 内庭8
月经先后无定期	关元36 三阴交12 肝俞18 太冲32	鼻出血	天府4 上星34 迎香6 孔最4
痛经	中极36 次髎18 地机12 公孙12	便血	腹结12 承山18 大肠俞18 次髎18
闭经	次髎18 关元36 三阴交12 太冲32	血尿	中极36 膀胱俞18 血海12 三阴交12
经前期综合征	内关24 三阴交12 太冲32 公孙12	肥胖	天枢8 阴陵泉12 丰隆8 大横
崩漏	关元36 三阴交12 隐白12 地机12	戒烟	百会34 神门14 戒烟穴* 足三里8
带下疾	带脉28 白环俞18 阴陵泉12 三阴交12	黄褐斑	阳白28 太阳38 合谷6 三阴交12

＊戒烟穴，位于列缺与阳溪之间的敏感点。